L'ART DENTAIRE

L'ART DENTAIRE

A LA PORTÉE DU MÉDECIN

CONSEILS PRATIQUES

PAR

LE DOCTEUR LOUIS GOURC

Dentiste des Hôpitaux de Paris, du Dispensaire Furtado-Heine,
du Sanatorium populaire de Bligny,
Chirurgien-Dentiste, Ex-Professeur à l'École Dentaire,
Pharmacien de 1re classe honoraire.

PARIS

A. MALOINE, ÉDITEUR

25, RUE DE L'ÉCOLE-DE-MÉDECINE, 25

1905

L'ART DENTAIRE

A LA PORTÉE DU MÉDECIN

CONSEILS PRATIQUES

Notre but n'est pas de faire un ouvrage transcendant, de haute portée scientifique, résumant tous les travaux intéressants publiés jusqu'à ce jour et tranchant bon nombre de questions encore irrésolues ! Loin de nous cette prétention ; nous sommes plus modeste, et voulons simplement donner au débutant quelques notions d'art dentaire essentiellement pratiques. Pendant notre déjà long et varié séjour dans les hôpitaux de Paris ou dans notre clinique particulière des maladies de la bouche et des dents, un grand nombre d'élèves étudiants en médecine ou médecins nous ont demandé conseil pour l'achat d'un ouvrage leur permettant de se sortir d'embarras à leurs débuts tant au point de vue des soins à donner aux dents qu'à leur extraction.

Combien de médecins, dédaignant la bouche de leurs malades, renonçant à l'extraction, rendraient de bons services s'ils possédaient les quelques notions

les plus élémentaires indispensables à la conservation des dents (le plus grand nombre y renonçant par
indifférence voulue ou occasionnelle) en même temps
qu'ils augmenteraient dans de notables proportions
leurs honoraires ! Quelques médecins de village disposant de plusieurs heures dans la journée sont déjà
venus nous demander le moyen de ne pas arracher
une dent comme on arrache un clou planté dans une
muraille, c'est-à-dire par de multiples et bien trop
laborieux efforts.

Le débutant veut d'ordinaire dès le premier jour
extraire (!) des dents ; mieux vaut pour lui regarder
faire d'abord, puis étudier l'instrumentation, savoir
comment on l'applique ; il ne sera plus étonné alors
de l'utilité d'un davier à grosses molaires du haut,
pour chacun des côtés de la mâchoire !

Les dentistes expérimentés savent combien le choix
de l'instrument pour le cas présent importe à la
réussite de l'intervention.

Le médecin à la campagne se doit à lui-même de
pouvoir accéder au désir du malheureux paysan qui
veut qu'on le délivre d'une rage de dents plutôt que
l'obliger à s'adresser au maréchal ferrant qui est
souvent plus expert en la matière que le médecin
muni de tous les diplômes exigés par la loi.

Nous voulons donc montrer au médecin de campagne, à l'étudiant qui se propose de soigner quelques dents, avec quelle facilité il peut arriver à conserver cette partie essentielle avec laquelle ne peut
rivaliser dans sa fonction aucun masticateur.

Que de dyspepsies et de gastralgies n'évitera-t-il
pas !

Il sait fort bien que nous n'avons pas comme les
oiseaux un gésier rempli de cailloux, l'estomac exige
des aliments broyés et ne peut à lui seul faire tout
le travail, sa cuisine complexe lui suffit amplement.

Si la conservation de la dent est ou paraît impossible, plutôt que d'envoyer chez la sœur ou le maréchal ferrant, le médecin doit savoir extraire et... sans
douleur.

Tout l'art dentaire n'est pas contenu dans les soins
et l'extraction des dents : il faut encore savoir faire
un nettoyage de bouche et connaître les complications kystiques ou périostiques de la carie ; il faut
pouvoir faire une anesthésie locale, etc., etc. Nous
nous efforcerons d'éclaircir tous ces points en insis-
tant plus particulièrement sur les détails de pratique
courante ; nous estimons en effet que le médecin
doit connaître assez d'éléments de l'art dentaire pour
achever la belle œuvre dont il est le mandataire,
c'est-à-dire le soulagement des misères humaines, la
suppression de l'élément douleur qui, dans le cas qui
nous occupe, est insupportable et très aiguë, la rage
de dents telle que le profane la désigne arrêtant tout
travail matériel et intellectuel.

Il faut donc qu'à l'avenir le médecin de campagne
ne soit pas qu'un arracheur de dents, mais un véritable dentiste (à prétentions modestes cependant),
c'est-à-dire pouvant procéder à un nettoyage de
bouche, à l'enlèvement du tartre, origine de toutes

les infections possibles, locales, et même générales : gingivites, stomatites, angines, phlegmons,
pneumonies, etc. ; au limage des dents ou racines
acérées, point de départ bien souvent d'une ulcération tuberculeuse ou néoplasique ; à l'obturation de
dents douloureuses, infectées, susceptibles de nécessiter des interventions chirurgicales sérieuses : adénites submaxillaires, géniennes, suppurées, curettage
ou résection des maxillaires, fistules cutanées indo-
lores le plus souvent mais fort désagréables à l'œil.

Nous nous rendons bien compte de l'extrême difficulté que rencontreront nos confrères à faire
accepter ces soins au début, mais les malades, quoique
fort partisans de l'extraction hâtive de la dent douloureuse, se rendront facilement à leurs arguments
s'ils sont soulagés après un premier pansement. En
somme, que demandent-ils ces malheureux ? ne plus
souffrir. Avec un peu de persistance et de savoir
faire, vous arriverez à les convaincre et nous n'assis-
terons plus, comme il arrive fréquemment dans certaines régions, au triste spectacle que présente toute
jeune fille de quinze à vingt ans privée d'une ou
plusieurs incisives, l'esthétique y perd et l'estomac
se délabre. La femme vous devra toute sa reconnais-
sance, et l'on saura bientôt dans votre région que le
médecin soigne et conserve les dents et n'en arrache
presque pas ; vos yeux ne seront plus offusqués par
la vue de bouches édentées; notre race se développera, j'ose l'affirmer, et vous aurez fait œuvre utile
et grande.

Etant convaincu qu'une opération n'est possible que sur un champ opératoire propre sinon aseptique, nous croyons que dans tous les cas le médecin devra commencer par procéder au nettoyage de la bouche.

Nettoyage de la bouche.

Le nettoyage de la bouche se résume en ceci : enlever le tartre, soigner la gencive si elle est irritée, congestionnée, hypertrophiée ; brosser les dents pour achever leur nettoyage en même temps que pour les polir.

Strauss, Miller, Netter, Vignal et d'autres ont surabondamment prouvé que, parmi les éléments saprophytes ou pathogènes (bacilles de Vincent, Klebs, Lœffler, Talamon, Frankel, Koch, staphylocoques, streptocoques, *Leptothrix buccalis* ou *racemosa*, etc.) qu'on a pu déceler dans la bouche, certains pouvaient dans ce milieu chaud, humide et pourvu de matières organiques facilitant leur développement, acquérir une grande virulence et donner lieu à toute la série des infections connues, depuis la carie dentaire à polymicrobisme varié jusqu'à l'angine de Ludwing si terrible, en passant par toutes les affections buccales, pulmonaires, générales, etc.; en principe, toute la pathologie humaine nécessite l'asepsie, relative bien entendu, de la bouche ; en un mot, tout malade, plus encore que tout autre puisqu'il a son terrain de défense affaibli, doit avoir la bouche propre et la maintenir dans cet état par dès bains de bouche et des lavages répétés.

Ces microbes se trouvent dans les résidus organiques alimentaires que l'on retrouve après les repas dans les interstices dentaires et sous la couche de tartre qui recouvre les dents, au point de doubler dans certains cas leur volume et de donner une odeur de pourri facilement appréciable quand on détache un de ces blocs.

Le tartre (sécrétion salivaire plus ou moins abondante selon les individus) dont le dépôt est facilité, d'après Galippe par les microbes (par analogie avec les autres concrétions calcaires, vessie, reins, foie, etc.), est en plus grande quantité chez les individus négligeant volontairement ou par ignorance toute espèce d'hygiène buccale ; il se dépose de préférence au voisinage des orifices excréteurs des glandes salivaires, c'est-à-dire en regard des grosses molaires du haut, face jugale, et des dents antérieures du bas, face linguale. Les malades qui ne prennent pas de nourriture solide, ne mastiquant pas, en ont en plus grande quantité, et l'on ne doit pas être étonné de voir dans la plupart des cas du tartre d'un seul côté. Vous pouvez affirmer alors que par habitude ou pour une raison plus sérieuse (dent cariée, par exemple) la mastication n'a pas lieu de ce côté. Le tartre, composé de parcelles de carbonate et de phosphate de chaux soudées plus ou moins intimement, peut avoir une consistance molle, dure ou très dure, quoique ne variant pas dans sa composition (telles les différentes sortes de carbonate de chaux depuis la craie jusqu'au marbre si cette comparaison peut nous être permise). Le tartre mou, lessivé en quelque sorte, se rencontre souvent chez les lymphatiques à salivation abondante chargée de mucus, ou chez les névropathes à réflexes salivaires faciles, souvent aussi chez les albuminuriques ; néanmoins, qu'on veuille bien ne pas considérer ceci comme une base de classification, ce tartre mou est souvent difficile à enlever, il oblige l'opérateur à curetter la dent en détail ; le tartre sec ou très sec au contraire, s'enlève facilement le plus souvent, surtout lorsqu'il ne descend pas trop bas sur le cément de la racine (partie de la dent moins lisse que l'émail sur laquelle il s'incruste) ; néanmoins, un coup sec de la rugine enlève quelquefois complètement le bloc qui entourait la dent.

L'action pernicieuse du tartre s'exerce mécaniquement en déchaussant la dent, c'est-à-dire en détachant du cément une partie de gencive qui s'enflamme et prend l'aspect d'un liseré rouge, de languettes interstitielles, ou de véritables tumeurs gingivales pénétrant dans une carie dentaire et pouvant simuler une hypertrophie pulpaire ; le périoste, mis à nu, disparaît ou s'hypertrophie, il se forme autour de la racine des culs-de-sac, réservoirs naturels pour les matières infectieuses qui provoquent l'arthrite suppurée, des gingivites, des stomatites, toutes d'ordre infectieux quoique de dénominations di-

verses, accentuées encore par les éléments pathogènes du tartre lui-même et pouvant occasionner
non seulement la chute des dents mais des accidents
plus graves encore surtout chez les prédisposés.

Il faut donc poser en principe que le nettoyage de
la bouche doit être fait au moins une fois l'an, plus
souvent dans certains cas. Il doit être fait au début
d'une maladie de la bouche quelle qu'elle soit, d'une
maladie grave infectieuse microbienne, il est inutile
en effet de greffer sur un terrain déjà contaminé
une infection secondaire par la présence de ce
tartre que lixivie la salive à chaque instant ; de
même chez la femme enceinte (où la déminéralisa-
tion des dents et du squelette en général au profit
de l'enfant atteint souvent de grandes proportions)
faut-il procéder à cette opération, ainsi qu'à l'obturation des dents, la carie dans ce cas particulier
marchant très rapidement, de même que pendant
l'alimentation au sein.

Nul médecin n'ignore à l'heure actuelle que la
gingivite dite mercurielle est surtout une gingivite
infectieuse au même titre que les autres à cela près
que le mercure prédispose le terrain, aussi doit-on
avant de faire absorber la première dose mercurielle
(frictions, injections hypodermiques, pilules, etc.)
faire œuvre de dentiste en extrayant les chicots qui
pourraient s'enflammer en désinfectant les caries et
les obturant et en faisant le nettoyage de bouche
le plus consciencieusement possible ; la salivation
mercurielle, la gingivite et la chute des dents con-

sécutives seront ainsi évitées et l'on pourra continuer le traitement aussi longtemps qu'on le désirera.

L'ère des salivations provoquées sciemment est heureusement passée. Comme nous venons de le dire, le mercure prépare le terrain, congestionne peut-être un peu la gencive, mais dans la gingivite ou stomatite mercurielle, il s'ajoute des infections secondaires dues à la présence du tartre ou des caries ; plusieurs faits le prouvent, la guérison de cette affection par des bains de sels mercuriaux, le sublimé par exemplé, le brossage des dents avec des savons mercuriels (Chompret), etc., enfin la stomatite mercurielle, ne se rencontre pas chez les édentés ou chez les enfants n'ayant pas encore de dents parce qu'il y a absence totale de tartre.

Les instruments nécessaires pour procéder à cette opération sont variés à l'infini ; chacun a une affection particulière pour tel ou tel, aussi voudrions-nous voir tous les débutants arriver dans nos services avec une trousse complète. C'est, à notre avis, le meilleur moyen de devenir très habile. Tel opérateur arrachant une dent avec un instrument paraissant bizarre au premier abord acquerra par la pratique une grande habileté. Nous n'avons donc pas la prétention de vous montrer tous les instruments, libre à vous de perfectionner votre outillage ; nous nous contenterons de reproduire l'indispensable.

D'abord un miroir qu'on puisse aseptiser le mieux possible ; en effet, cette question du miroir paraît grosse de conséquences : contamination syphilitique,

1.

par exemple. On a inventé des miroirs métalliques faits d'une seule pièce, nickelés et polissables, qui, au point de vue aseptique, sont parfaits, mais leur côté pratique laisse beaucoup à désirer, car il faut les faire polir très souvent et la réflexion de l'image est incertaine. Nous sommes donc obligé de choisir celui qui nous paraît se rapprocher le plus d'une asepsie réalisable. Un miroir bien serti dans sa gaine métallique ne laisse pas pénétrer la salive derrière lui et par conséquent offre certaines garanties, pas de manche en bois, que la partie métallique, boîte de la glace et le manche ne fassent qu'un.

Il faut avoir un jeu de miroirs pour la journée, un pour chaque client ; quand il a passé dans une bouche, il faut le laisser séjourner dans un liquide antiseptique (la solution de formol nous paraît la plus pratique), puis si c'est un miroir tout métal, le passer à l'eau bouillante, l'essuyer et enfin le mettre dans l'étuve, et si c'est un miroir à glace de verre, le passer à l'eau carbonatée chaude, l'essuyer et le laisser séjourner dans l'étuve froide avec les autres instruments. Nous prenons la précaution de maintenir constamment dans l'étuve un bain de vapeurs de formol qui complète et maintient la stérilisation. Ces vapeurs se dégagent d'un godet à demeure de forme quelconque rempli d'une solution d'aldéhyde formique commerciale à 40 p. 100.

Les miroirs sont de grandeurs différentes, il est bon d'en avoir de petits pour les enfants, de moyens pour tous usages et de grands qui puissent dans certains cas servir en même temps d'écarte-joues ou d'abaisse-langue.

Préparez pour rince-bouche un verre d'eau tiède contenant soit un peu d'une eau dentifrice quelconque non acide bien entendu, soit quelques gouttes d'une solution de permanganate de potasse, antiseptique suffisant, mais qui ne doit pas être conseillé pour un usage continu, car il noircit les dents à la longue, ce sel se décomposant très facilement en oxyde de manganèse. Vous pouvez ajouter indifféremment à votre verre d'eau un peu de solution phéniquée, thymolée, ou d'un alcoolat de menthe ou d'anis ou une solution de menthol, de formol, etc. Le permanganate (le meilleur marché) est aussi le plus favorable, en solution très étendue il n'a presque pas de goût et donne une belle teinte rose qui plaît à l'œil; savonnez et brossez vos mains avec de l'eau bouillie autant que possible. Ayez un lavabo de Galante ou autre à double réservoir, c'est à-dire permettant par un système spécial de pédales très ingénieux de faire couler l'eau sans toucher au robinet; dans un des réservoirs de l'eau bouillie, dans l'autre l'eau bouillie légèrement teintée par le permanganate de potasse, privée ainsi de matières organiques. Vos mains propres, une serviette ou compresse sur la têtière du fauteuil, une autre sur l'épaule du patient pour essuyer vos instruments pendant l'opération et vous voilà prêt à commencer.

Vous pouvez vous placer indifféremment devant ou derrière le malade; les mouvements sont contraires dans l'un ou l'autre cas, l'habitude fait force de loi (un opérateur de petite taille est contraint d'opérer face au patient).

Maxillaire inférieur, face linguale. — Supposons que vous vous placiez devant le malade la main gauche tenant successivement, selon la position, le maxillaire ou le miroir qui éclaire et renvoie l'image de la partie à atteindre, tenant l'excavateur courbe

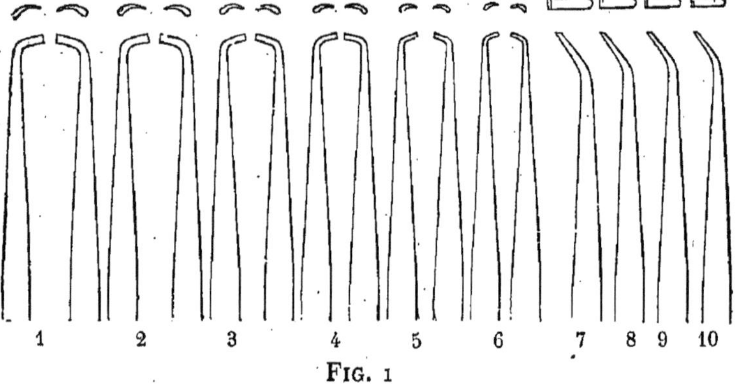

FIG. 1

première figure du n° 1 solidement de la main droite comme une plume à écrire dans une position horizontale ; cherchez à glisser son extrémité sous la partie médiane du bloc de tartre en repoussant légèrement la gencive, par un petit coup, tout ou partie du tartre doit sauter ; faites ainsi pour les incisives, canines inférieures et les grosses molaires du côté droit ; la 2° figure du n° 1 servira pour les autres dents du bas.

NOTA. — Tous les clichés d'instruments m'ont été gracieusement prêtés par la maison Cornelsen que je suis heureux de remercier.

Maxillaire inférieur, face labiale. — Il est facile de comprendre que les mouvements inverses des instruments précédents arriveront au même but.

Vous manierez de même façon les n°s 1 et 2 (fig. 2) ou bien 3 et 4 (fig. 3) pour les interstices dentaires ; les

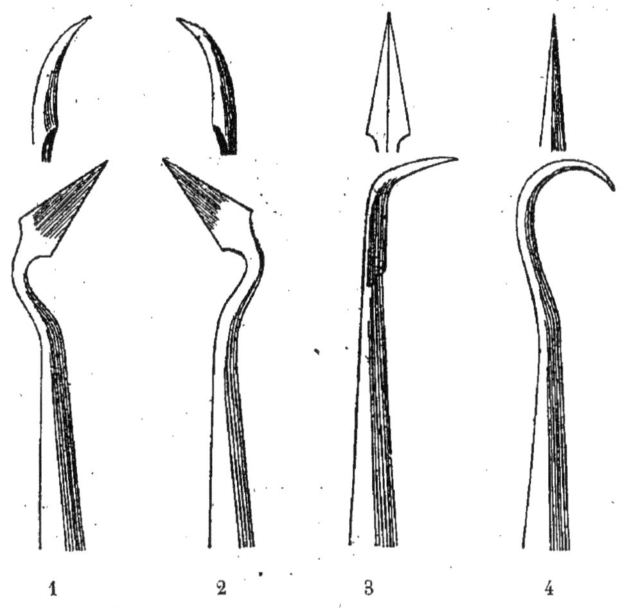

FIG. 2.

n°s 3 et 4 (fig. 2) tenus verticalement seront très utiles pour enlever le tartre dans les interstices, en ce sens qu'ils rentrent très profondément. Les n°s 1 et 2 (fig. 3) agiront de même, mais de dehors en dedans, sur les dents antérieures ; enfin ceux de la fig. 4, parfaitement droits, seront le complément nécessaire pour enlever les parcelles incrustées sur le collet labial des dents antéro-inférieures par un mouvement de bas en haut.

Nous n'insisterons pas sur le nettoyage des dents du maxillaire supérieur, les instruments étant les mêmes, la position seule variant.

Ayez un peu de patience et vous arriverez facilement.

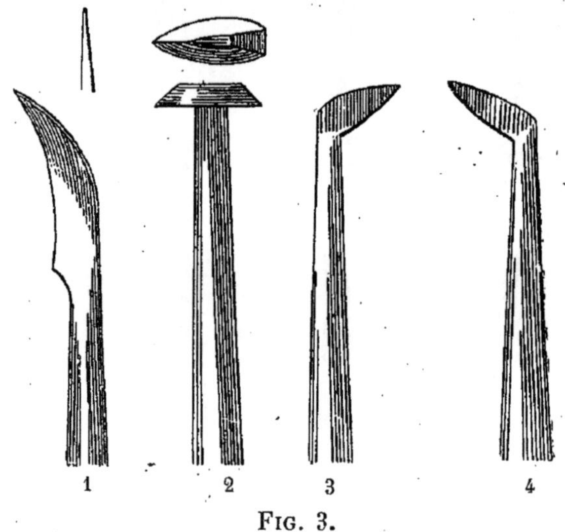

Fig. 3.

Dans le cas d'arthrite alvéolaire, il faut souvent aller chercher des parcelles infinitésimales au fond des clapiers jusqu'à l'apex de la racine ; dans ce cas, la série des instruments de White (fig. 5) ou de Younger maniés délicatement par des mouvements de bas en haut pour le maxillaire inférieur et vice versa pour le maxillaire supérieur donnent toute satisfaction.

Le tartre enlevé, en une, deux et même trois

séances, espacées d'un jour ou deux selon que les
petites hémorragies gingivales vous le permettent, il
reste encore à débarrasser la surface de la dent des
petites incrustations insinuées dans les sillons des
couronnes et à polir celles-ci. Dans ce but, les fabricants vendent des petites coupes en caoutchouc
montées sur mandrin, s'adaptant sur le tour à frai-

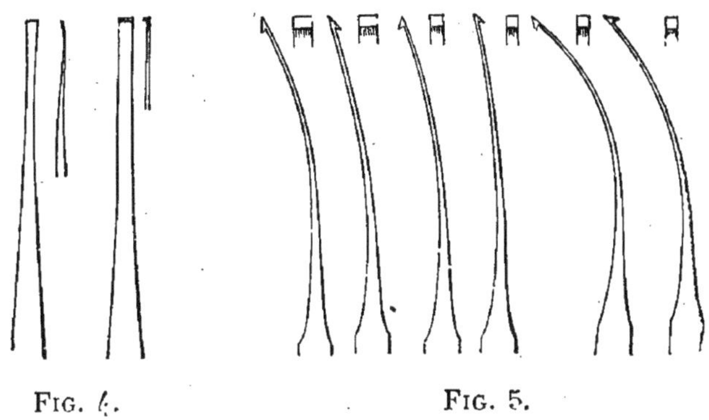

Fig. 4.   Fig. 5.

ser ; nous donnons notre préférence aux petits pin-
ceaux d'une action mécanique plus forte et partant
plus sûre ; nous ne parlerons que pour mémoire des
tiges de bois dont l'extrémité est fendue en forme de
pinceau grossier. Pendant le nettoyage, si le sang
qui s'écoule de la fibro-muqueuse gêne par trop, la
toucher légèrement avec de l'eau oxygénée pure et
neutre à 12 volumes, avec quelques gouttes d'adrénaline ou de rénaline au millième (extraits de cap-
sules surrénales) ou bien faire rincer la bouche
avec de l'eau oxygénée très diluée, froide ou très
chaude.

Si les gencives sont fongueuses, tuméfiées, il est indispensable de leur faire subir une intervention ultérieure, cautérisation au thermo ou mieux au galvano-cautère des bourgeons charnus ou des languettes interstitielles (Cruet), ou simplement un badigeonnage quotidien avec un pinceau de coton hydrophile, bout de bois, épingle à cheveux, ou mieux, tiges de fer ou d'argent propres que l'on jettera ou flambera chaque fois imbibées de la solution suivante :

Teinture d'iode. . . . .   10 grammes.
Tanin . . . .   1 à 3   —

La teinte jaune qu'elle donne aux dents disparaît rapidement ; mais revenons à notre brossage. Quelques praticiens mal conseillés emploient une solution d'acide chlorhydrique plus ou moins concentrée ou l'acide lui-même ; gardez-vous-en bien, ces opérations répétées pourraient détruire l'émail et auraient une action très nuisible sur le cément ; c'est pour le même motif que nous recommandons l'emploi exclusif de l'eau oxygénée *neutre* et récente, certaines pouvant contenir jusqu'à 17 p. 100 d'un acide nécessaire à sa conservation, l'acide chlorhydrique.

La figure 6 nous donne l'aspect du petit pinceau adapté sur son mandrin agissant sur les dents par rotation, ce dernier étant monté sur un tour électrique ou sur un tour à fraiser, à pédale. On fait une pâte assez consistante avec de la poudre d'os de seiches ou de pierre ponce et d'eau oxygénée dont on enduit

les dents ; la face linguale des dents est traitée de
même façon avec une brosse circulaire en *crin* montée sur son mandrin spécial représentée par la
figure 7.

L'enfant a généralement peu ou pas de tartre, mais
on rencontre quelquefois une légère couche de moi-

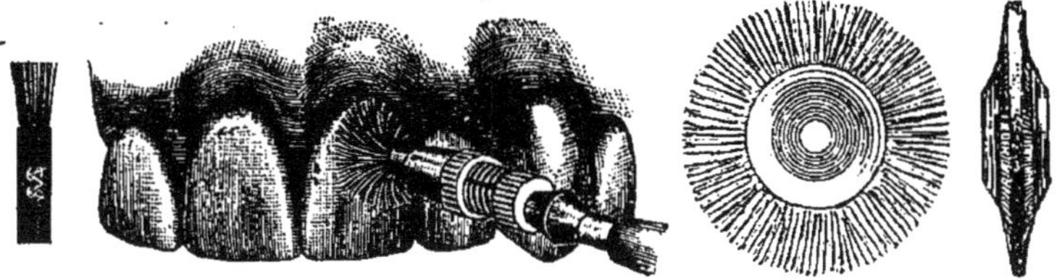

FIG. 6.   FIG. 7.

sissures verdâtres par suite du manque d'hygiène.
Dans ce cas, si le brossage tel qu'il vient d'être indiqué ne suffisait pas, on remplacerait dans la pâte
l'eau oxygénée par la teinture d'iode.

Le nettoyage terminé, faire bouillir 5 à 10 minutes
les instruments dans de l'eau additionnée de savon
ou de cristaux de carbonate de soude pour émulsionner
les matières grasses ; essuyer avec un linge propre et
placer dans une petite étuve à 130° pendant une heure
un quart ou une heure et demie. La stérilisation terminée laisser dans l'étuve close un récipient contenant
de l'aldéhyde formique qui maintiendra une atmos-
phère aseptique.

Hygiène buccale.

Notre client a les dents propres, brillantes et bien polies, que doit-il faire pour les maintenir à peu près dans cet état ? tel est le but de ce chapitre.

Si l'épiderme protège notre corps contre les infections venant de l'extérieur, l'émail et l'épithélium jouent le même rôle à l'égard des dents et de la fibro-muqueuse buccale ; si cette couche protectrice disparaît en un point, la carie ou l'ulcération, et la conséquence naturelle, c'est-à-dire l'infection, ne tardent pas à paraître ; si alors par déchéance organique, par maladie antérieure ou concomitante, les tissus ne sont pas en état de lutter et de vaincre, le mal continue et les désordres prennent une importance qui n'est plus à dédaigner. Comment disparaît l'émail ?

Les aliments séjournant dans les interstices dentaires au collet des dents et dans les clapiers que forme la gencive détachée du périoste ou ligament radiculaire préparent un *humus* très propice au facile développement des nombreux microbes que l'on trouve constamment dans la bouche, puis fermentant, ils donnent lieu à des acides acétique, lactique, butyrique, détruisent la matière calcaire, petit à petit désagrègent la dent et mettent à nu sa matière organique, aliment précieux pour les microbes. Le parasite lui-même au début n'est pas dangereux, surtout sur la couronne recouverte d'émail, mais il favorise ces fermentations et désagrège la dent par les acides qui en résultent (théorie chimico-parasitaire, la plus acceptée).

L'acidité peut être due également aux boissons fermentées, vin, bière, cidre, etc. On comprendra alors que la nature de la dent soit un facteur intéressant à connaître et l'on s'expliquera fort bien pourquoi les dents crayeuses, d'un blanc mat, se désagrègent plus facilement ; leur composition chimique peut ne pas être bien différente des dents résistantes, solides, jaunâtres. C'est, d'après Galippe, plutôt une question de consistance, d'état compact, de densité (exemple cité plus haut, carbonate de chaux sous forme de craie ou de marbre).

Certaines dents contiennent, il est vrai, peu de matière calcaire, l'excavateur enlève dans leur partie cariée de la matière *cornée* avec facilité et sous forme de blocs énormes ; d'autres ont des lacunes très grandes (espaces interglobulaires de Czermach), résultat de calcification imparfaite, troubles trophiques probables ; d'autres, enfin, que nous appelons cristallines, cassent, selon l'expression vulgaire, ainsi que du verre, se présentent sous un aspect bleuté comme transparentes et s'émiettent facilement. La fracture de ces dents est quelquefois due à des fissures anciennes produites par un traumatisme même léger, une transition brusque du chaud au froid et vice versa. Nous ne serions pas étonné qu'une cause fréquente de ces petites fentes facilement constatables sur les dents antérieures soit due chez le fumeur à la différence thermique de température de la bouche alors qu'il boit une consommation glacée en même temps qu'il fume. D'autres fois, au contraire, une sorte de condensation moléculaire, de calcification spéciale, de cristallisation de la dent chez l'arthritique ou le vieillard, la rend cassante et augmente l'aléa d'une extraction.

Nous avons publié à la Société de stomatologie le cas d'une dame ayant successivement en deux ans fracturé quatre molaires dans toute leur hauteur, comme sciées en deux parties sensiblement égales, sans cause apparente que son arthritisme. Méfiez-vous donc au moment d'une extraction des dents de vieillards, d'arthritiques et des dents abrasées (tenir compte aussi dans ce cas de l'état moléculaire du maxillaire qui offre en ses alvéoles plus ou moins de résistance à la luxation, sonorité au choc, à telles enseignes qu'il arrive souvent qu'on prédit à coup sûr aux élèves la fracture de la dent). L'acidité est due quelquefois à la salive, aux liquides vomis dans le cas de grossesse à vomissements incoercibles, par exemple ; elle provoque parfois au même titre que des dentifrices trop durs une manifestation très douloureuse sous forme de carie du collet à marche rapide, le cément étant dépourvu d'émail. Ces caries du collet se présentent aussi quelquefois chez les personnes abusant de la brosse, mais surtout chez celles usant de produits dentifrices acides, corrosifs ou mal pulvérisés, crème de tartre, charbon, pierre ponce, etc.

Nous avons publié deux cas où les dents étaient absolument rongées comme par une lime, grâce à l'emploi d'une poudre composée d'amidon, cochenille et crème de tartre acide mal pulvérisée :

Donc conseiller au patient : 1° de ne pas laisser dans la bouche d'aliments après les repas ; nettoyer les interstices avec un cure-dents fin et souple, en plume, en bois mou ou mieux avec un fil de soie, le cure-dents en argent ou en or plus souvent employé comme étant plus pratique, puisqu'on l'a toujours sous la main, a l'inconvénient d'être sale n'étant pas lavé et traînant dans les poches ; de plus, par sa dureté, il use petit à petit l'émail et produit des encoches comparables aux caries du collet ; 2° de brosser les dents après chaque ingestion d'aliments avec une brosse, dure, sauf exceptions rares, et une poudre dentifrice alcaline et antiseptique agissant tant par frottement, action mécanique modérée, que par son pouvoir antiseptique qui doit être faible.

Quelques praticiens conseillent de procéder à ces soins matin et soir, c'est insuffisant à notre avis pour les raisons que nous faisons valoir. Nous préconisons de préférence les poudres parce que leur effet mécanique est plus sûr et que l'action de plonger la brosse humide dans la boîte qui les contient n'infecte pas le reliquat, contrairement à ce qui se passe pour les pâtes ou les savons dentifrices qu'on est obligé de malaxer avec les poils de la brosse pour en recueillir une certaine quantité ; beaucoup même, le faisant après avoir brossé les dents une première fois, déposent ainsi dans la boîte ou sur le savon la plus grande partie des éléments infectieux et des aliments déposés sur leurs dents. Les savons ne peuvent pas contenir de poudre inoffensive en quantité suffisante pour agir mécaniquement, les pâtes sont à base de glycérolé d'amidon, et l'on sait que grâce à la ptyaline l'amidon se transforme dans la bouche en sucre, aliment des plus nuisibles à la dentition.

La brosse doit être maintenue dans un vase *ad hoc* en verre, couvert, contenant de l'eau bouillie ou boriquée (parce qu'elle aura bouilli), aromatisée, contenant un antiseptique non acide : naphtol, borate ou carbonate de soude, phénosalyl, lysol, alcool de menthe, élixir dentifrice, etc. Le nombre des formules de poudres ou élixirs est incalculable, chaque auteur ayant ses préférences ; il nous paraît superflu d'insister sur ce point, nous pourrions à notre tour citer nombre de formules, mais qu'il suffise de savoir que l'on doit surtout éviter les produits commerciaux nuisibles, fabriqués le plus souvent par des parfumeurs ignorant complètement la composition chimique d'une dent. Éviter surtout dans les formules de poudres ou élixirs les produits acides ou corrosifs, crème de tartre, acide thymique, créosote, acide chlorhydrique, alun, borax et charbon mal pulvérisés, quinquina et autres poudres végétales contenant des moisissures, l'amidon, et surtout le sucre contenu dans un grand nombre de produits commerciaux et de prescriptions. Évitez le salol qui donne quelquefois des rhagades. Ne pas abuser du chlorate de potasse, inutile en temps ordinaire, mais employé à juste titre chez les syphilitiques. Si vous le prescrivez dans une poudre dentifrice, recommandez qu'il soit en poudre impalpable ; dans le cas contraire, il userait l'émail et le détruirait complètement à la longue, favorisant ainsi la carie. L'addition d'un peu de savon pulvérisé dans une poudre dentifrice est indispensable pour émulsionner les matières grasses.

Il est utile d'apprendre aux clients à se servir de la brosse, peu l'emploient convenablement ; leur montrer qu'elle doit agir dans tous les sens, transversalement, en avant et en arrière, de bas en haut ou vice versa, selon le maxillaire ; qu'elle ne doit pas être molle ni trop grosse afin de pouvoir atteindre les parties les plus éloignées et la face postérieure des dents de sagesse sifragiles, de mauvaise résistance, comme dégénérées, et si souvent cariées avant leur complète sortie ; leur dire aussi combien il est utile d'insister sur les parties difficilement accessibles, face linguale des incisives et canines, inférieures, molaires droites.

Les mères de famille vous demanderont bien souvent à partir de quel âge on doit s'occuper de la dentition des enfants. Leur répondre qu'il faut la surveiller à partir de trois ou quatre ans, voir s'il ne se forme pas de caries et habituer l'enfant à se servir de la brosse à partir de cet âge (brosse pas très dure) ; quelques gouttes d'un élixir peu aromatisé dans un verre d'eau pour se rincer la bouche après le repas et la brosse recouverte de poudre dentifrice deux ou trois fois par semaine, c'est amplement suffisant.

Hygiène dans quelques cas particuliers.

Les malades soumis au régime lacté sont exposés plus que d'autres à perdre leurs dents soit par arthrite expulsive parce que, ne mastiquant pas, leurs dents se recouvrent de tartre et s'ébranlent plus facilement, surtout s'ils sont arthritiques, diabétiques ou albuminuriques, soit par carie, le lait contient en effet de la lactose ou sucre de lait, élément fermentescible dont le résultat est l'acide lactique qui à la longue, quoique d'un degré acidimétrique faible, n'en détruit pas moins l'émail, favorisant ainsi la pénétration des microbes dans les canalicules de la façon déjà signalée. Il faut donc chez ces débilités prescrire un lavage après chaque prise de lait ; on évitera ainsi les stomatites si fréquentes et parfois si rebelles chez les albuminuriques surtout.

Les grands fumeurs, les arthritiques, les alcooliques ont généralement du catarrhe pharyngo-nasal (rhino-pharyngo-laryngite), aussi doit-on leur conseiller une hygiène un peu plus sévère, ce catarrhe étant fréquemment le point de départ d'angines ou autres affections plus graves. Nous pourrions nous étendre à l'infini sur chaque chapitre de la pathologie, mais nous nous résumerons en disant que les lavages de bouche et le brossage des dents et de la gencive ayant pour but d'enlever toute trace de matières alimentaires et de poussières respirées, afin d'aseptiser (dans une certaine mesure s'entend) le champ buccal, bien des affections, tuberculose, fièvre typhoïde, pneumonies, fièvres éruptives, seraient sinon évitées du moins atténuées dans leur gravité.

Le tabac est-il nuisible aux dents ? Il a l'inconvénient de les noircir, heureusement peut-être, car sans cela bien des femmes se livreraient à cette fâcheuse habitude. Nous avons fait ressortir ailleurs la possibilité de fissures de l'émail par transition brusque du chaud au froid dans la cavité buccale chez les fumeurs. Le maintien d'un fume-cigare ou cigarette, d'une pipe use les dents, mais nous n'avons presque pas vu de carie, le tuyau de la pipe ou l'ambre du fume-cigare semblent polir cette partie abrasée.

Les ouvriers qui manipulent les acides, le phosphore, le mercure, les plombiers, les chapeliers (nitrate acide de mercure pour la préparation des peaux de lapin) devraient se soumettre à une hygiène buccale sévère. L'action du phosphore en particulier produit la nécrose des maxillaires alors qu'une dent cariée crée une porte d'entrée à ce terrible métaloïde (Magitot). Les confiseurs, pâtissiers, maniant le sucre en poudre, ont presque toutes leurs dents cariées réduites à l'état de chicots.

Qu'il nous soit permis en terminant ce chapitre d'émettre un vœu d'une importance capitale. L'hygiène buccale fait défaut surtout dans la classe ouvrière ; que tout malade entrant dans un hôpital ait

droit à une brosse à dents et à un peu de poudre dentifrice lui appartenant en propre et qu'il emportera à
sa sortie, il prendra ainsi l'habitude de soins dont il
ignorait l'utilité. Ne devrait-il pas en être de même
pour le soldat et le lycéen ? Il ne serait pas très com-
pliqué de sacrifier cinq minutes après chaque repas
pour cette toilette d'ordre spécial ; ce temps pris sur
la récréation ou tout autre exercice serait précieuse-
ment employé, alors même qu'il serait pris sur les
études, l'hygiène devant passer avant toute chose.

La statistique est facile à faire. Cette organisation
n'existe dans aucune caserne, dans aucun lycée ni
collège et, avouons-le, les parents ne l'exigeant pas,
aucun règlement ne vient s'imposer. Espérons qu'une
nouvelle génération, connaissant mieux l'importance
des principes d'hygiène et la résultante fâcheuse sur
tout l'organisme de la septicité buccale, réagira radi-
calement. Que le ministre de la guerre pour l'armée,
le proviseur pour le lycée et le médecin pour l'hôpital
exigent la brosse à dents ; l'élan donné, l'habitude
prise, elle deviendra indispensable et tout le monde
s'en trouvera mieux, d'autant plus que l'enfant et le
malade d'hôpital dont nous parlons en ce moment ab-
sorbent fréquemment des sirops toniques ou dépuratifs
ayant la prétention de remplacer l'huile de foie de morue, sirop iodotannique, sirop antiscorbutique, de rai-
fort iodé, des potions sucrées ou des collutoires à base
de miel en quantité quelquefois énorme. Comment
voulez-vous que la dent de l'enfant, de petit volume,
de résistance plus faible par ce que l'émail est moins

épais, ou bien la dent du malade qui souvent perd
de ce fait son élément calcaire, résistent à l'action
pernicieuse et permanente de ces composés sucrés ?

Et les bonbons, et les pâtisseries ! On voit donc
en résumé combien il importe de surveiller au même
titre que les autres organes les dents de lait de l'enfant puisqu'il absorbe du sucre en grande quantité.
Nous avons signalé par ailleurs l'utilité qu'offrirait
la création de médecins-dentistes inspecteurs des
écoles, ce service étant fait à Paris par le médecin ins-
pecteur ordinaire dont la compétence est fatalement
incomplète, exemple : les caries sèches pour lesquelles on demande l'extraction de la dent ; par ailleurs on envoie l'enfant dans une clinique et, sur la
prière des parents, on extrait toute dent cariée sous
prétexte que d'autres devant les remplacer, ces
organes transitoires peuvent être éliminés sans dan-
ger : erreur grossière.

Que se passe-t-il en effet ? L'enfant dont les dents
sont cariées souffre spontanément la nuit, ne dort pas;
il est nerveux, insupportable, mange mal ; la mastication étant douloureuse, il avale ses aliments sans
les mâcher, d'où embarras gastrique, fièvre, diarrhée
ou constipation, amaigrissement, etc. Si la carie
progresse, il se greffe de l'arthrite, un abcès, un
phlegmon entraînant la chute de la dent, avec ou
sans fistule cutanée, nécessitant un curettage du
maxillaire et quelquefois même une résection.

Les dents de lait perdues avant l'heure, les voisines,
surtout la dent de six ans, vont peut-être se rappro-

cher ; dans tous les cas, le maxillaire se développera moins, de sorte que les permanentes de remplacement chevauchant par manque de place, il faudra probablement faire intervenir un appareil de redressement ennuyeux, quelquefois douloureux et d'une longue application, ou laisser une esthétique défectueuse.

THÉRAPEUTIQUE DENTAIRE

Nous venons de voir qu'il vaut mieux conserver les dents de lait, il faut donc chez l'enfant comme chez l'adulte faire entrer en jeu les mêmes procédés : ciments, amalgames, aurifications, couronnes d'or même sont absolument indiqués ; cependant, attendez-vous à une plus grande difficulté en raison de l'indocilité de l'enfant, de sa fatigue facile, de sa salivation plus abondante et du petit volume de ses organes. Lorsque les parents ont le soin de faire examiner leurs enfants dès la plus tendre enfance, une fois ou deux par an, plus souvent si la qualité des dents l'exige, on n'a pas à craindre de trop grands désordres, mais combien peu de mères sont soucieuses à ce point de la dentition de leurs enfants !

Le plus souvent les dents se cariant rapidement, la pulpe est à nu ou à peine recouverte de dentine ramollie, donc infectée ; elle provoque de l'arthrite ou un abcès entraînant l'extraction.

Quoi qu'il en soit, à ces petits détails près, le traitement est le même que pour les dents permanentes et tout ce que nous allons dire peut être mis en pratique, toutes proportions gardées.

On divise généralement la carie en quatre degrés :

1er degré, carie de l'émail ; 2e et 3e degré, carie de l'ivoire, selon que la pulpe est atteinte ou non ; 4e degré, pulpe infectée. Cette division nous paraît un peu trop détaillée et trop schématique, on pourrait plus simplement diviser en deux catégories, trois au plus, les caries : 1° carie simple, émail et dentine, pulpe intacte ; 2° pulpe douloureuse donc infectée ou nécrosée avec ou sans complications et devant être enlevée. En principe, toute pulpe ayant provoqué de la douleur doit être supprimée, le coiffage n'ayant donné presque toujours que des résultats incertains, c'est affaire de sens clinique que seule l'expérience un peu longue fait acquérir.

1er degré.

La pulpe est conservée, elle n'a pas donné de réactions et se trouve recouverte de dentine ferme, saine ou bien de dentine ramollie que l'on parvient à désinfecter et à garder. Nous considérons en effet que dans certains cas, alors que la pulpe n'a pas réagi, une couche de dentine molle la recouvrant peut être conservée si on l'aseptise, parce qu'elle peut être au même titre qu'une plaie quelconque susceptible de guérison ; du reste, la couche de dentine ferme, d'apparence saine, immédiatement sous-jacente à la carie, contient dans ses canalicules

des microbes anaérobies qui pourraient se développer sous une obturation si on ne les détruisait
pas. Nous n'insisterons pas sur les divers pansements créosotés, phéniqués, iodoformés, que l'on
peut avoir à placer dans la carie du premier degré,
nous oserons dire qu'ils sont presque toujours inutiles. Une insufflation à l'air chaud, après un bon
grattage de la cavité jusqu'à la couche résistante de

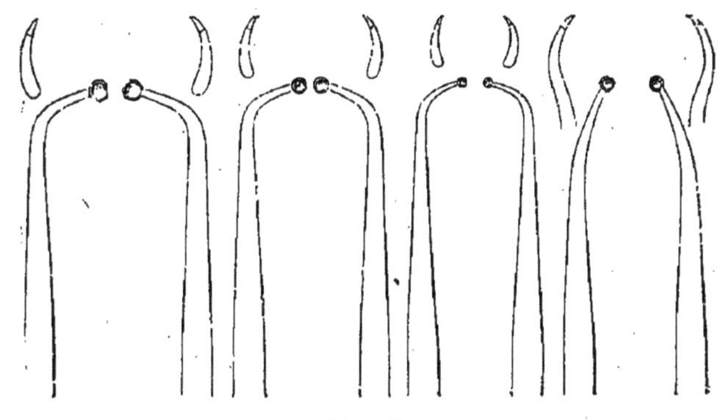

Fig. 8.

la dentine avec une fraise bien coupante, supprime
cet ennui du pansement qui, mal fait, peut devenir
au contraire une cause d'infection. Nous ne donne-
rons donc aucune formule, nous nous garderons bien
de parler des anesthésiques de la dentine qui sont
presque toujours inefficaces, leur action réelle se
réduit bien souvent à la forme destructive par la
créosote par exemple.

Quoi qu'il en soit, pour cureter selon la grandeur
de la cavité et la consistance de la dentine, on peut
se servir d'excavateurs à main ou de fraises montées

sur le tour, que la cavité soit au collet ou à la partie coronaire. Les excavateurs à main, décrits pour le nettoyage de bouche, sont souvent utiles pour certaines dents molles, formées en majeure partie de substance organique cornée, gélatiniforme, sur laquelle la fraise ne mord pas, mais ils doivent être e nployés sans prendre appui sur les parois oppo-

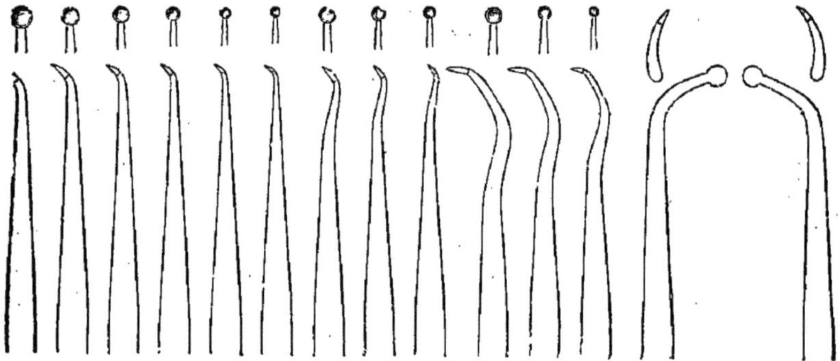

Fig. 9.

sées de brisure facile. Les excavateurs figures 8 et 9 peuvent être utilisés ; il faut cependant avoir un jeu de ceux que nous reproduisons ci-dessus.

Les excavateurs Saussine sont parfois aussi utiles. Il existe des fraises montées sur manche, mieux vaut cependant, dans la très grande majorité des cas, un tour à fraiser qui a l'avantage d'aller plus vite et de ne point faire mal si l'on a des fraises coupant bien. Le meilleur tour après le tour électrique est celui de Withe, à grande roue avec pièce à main n° 7 et angle droit n° 2 (qui a le grave inconvénient de se composer d'une partie en bois alors qu'il devrait être entièrement en métal).

Un choix de fraises de diverses grosseurs et des trois formes courantes, sphère, tronc de cône renversé, rouc dentée, permettront de nettoyer toutes les cavités.

Loin de nous la prétention d'apprendre en quelques mots le maniement de ces instruments, la meilleure façon étant la pratique, nous espérons cependant que quelques conseils ne seront pas inutiles.

En principe, aller doucement, avec méthode et prudence, bien reconnaître la situation de la pulpe et de ses cornes afin de ne pas fraiser brutalement cet organe qui réagit de singulière façon, ne se servir du tour qu'après avoir lavé avec une seringue d'eau *tiède* (pulpe) et curetté prudemment et doucement avec un excavateur pour débarrasser la dent des matières ou résidus alimentaires y contenus.

Ne pas, imitant en cela tous les débutants, aller carrément et brutalement dans une cavité avec une sonde ou un excavateur pour faire son diagnostic en cherchant à provoquer la douleur sur une pulpe à nu, vous ferez très mal et éloignerez toute confiance de la part de votre malade. Les lavages doivent être répétés et faits non avec la poire en caoutchouc dont on se sert malheureusement très souvent, mais avec une seringue en métal démontable qu'on peut stériliser et maintenir à l'étuve à vapeurs de formol. Il est bon d'avoir une canule en métal, droite, une courbe et une fine et longue qui pourra servir, comme nous le verrons plus tard, pour les lavages profonds, kystes, abcès, fistules, sinus, etc.

Le liquide injecté doit toujours être tiède, à cause de la sensibilité possible au froid ou au chaud ; de plus, les liquides tièdes nettoient mieux ; on peut employer une solution phéniquée légère, 1 à 5 p. 1000, formolée au millième, etc., mais le plus simple est d'avoir un liquide sans odeur et sans goût désagréable, la solution de permanganate de potasse à peine rosée, pour détruire les matières organiques de l'eau si elle n'est pas aseptique, ou de l'eau bouillie additionnée d'un peu d'alcool de menthe, conviennent très bien pour cet usage.

Avec une fraise sphérique (moins douloureuse que les autres formes) enlever la dentine ramollie petit à petit jusqu'à ce que l'on rencontre une partie saine, dure, de couleur blanchâtre. Si la cavité n'est pas profonde et loin de la pulpe, on peut obturer au ciment, à l'amalgame ou à l'or, selon que l'on a affaire à une dent antérieure ou éloignée (en France, les patients sont peu partisans de l'aurification des dents antérieures très cariées). Nul souci de la forme de la cavité n'entre en ligne de compte pour le ciment, il faut simplement veiller à la suppression des parties surplombantes ou trop fragiles. Broyez sur une plaque en verre dépoli un peu de ciment et de liquide avec une spatule, jusqu'à consistance épaisse mais malléable, et foulez dans cette cavité avec un des nombreux fouloirs dont la forme peut varier à l'infini jusqu'à ce que la dent soit reconstituée très exactement. Dans

certains cas, lorsque par exemple une grosse partie
de la couronne fait défaut, on ne peut reproduire la
forme exacte de la dent sous peine de voir le bloc de

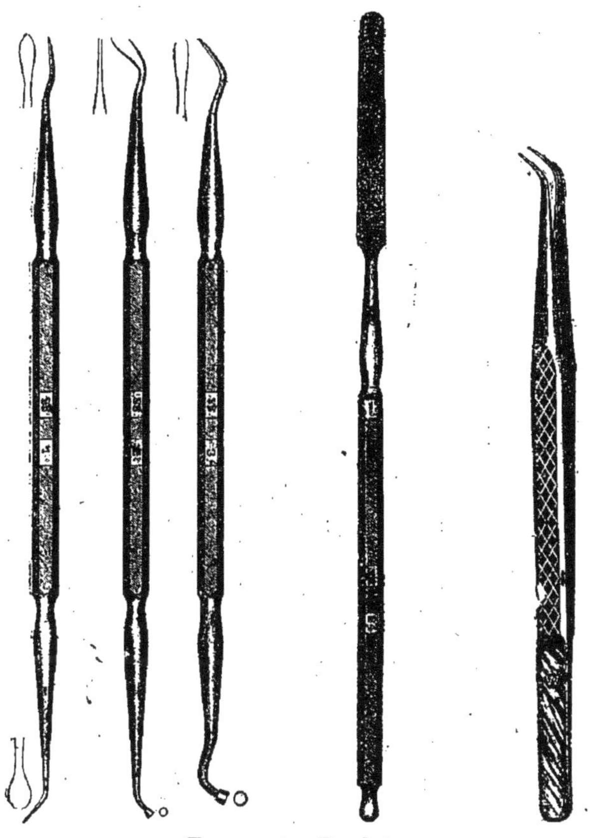

FIG. 10. — Fouloir.
FIG. 11. — Spatule pour ciment.
FIG. 12. — Précelles pour pansements.

ciment se détacher tout ou partie par la mastication ;
ce sont les cas où l'aurification et les blocs de porcelaine
ou d'émail font merveille ; d'autres fois, la dent anta-

goniste s'étant *allongée* (c'est-à-dire étant chassée de son alvéole) pour une cause quelconque, arthrite ou défaut d'antagoniste, il est impossible de combler complètement la cavité, la périostite étant à craindre ;

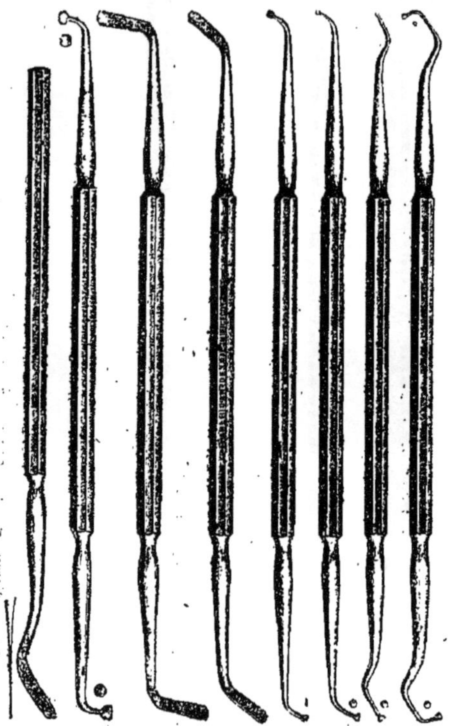

FIG. 13. — Fouloirs.

il faut alors diminuer la hauteur du ciment avec un excavateur, une meule en carborundum montée sur le tour, ou une fraise ordinaire après avoir, à l'aide du papier bleu à articuler spécial, cherché les points de contact.

Les clamps ne sont en général pas indispensables pour le ciment, nous verrons leur application pour l'amalgame et l'or. Quoi qu'il en soit, il faut isoler la dent et la préserver de la salive à l'aide de rouleaux de coton hydrophile (1) qu'on insère dans le vestibule et entre le bord interne du maxillaire et la langue. Pour maintenir cette dent à l'abri du contact de la langue, l'écarte-langue articulé du docteur Gaillard peut rendre des services, son seul inconvénient — bien petit — est d'obliger le malade à intervenir dans l'opération.

Le coton en-place, sécher la cavité en prenant avec des précelles des boulettes de coton aseptiques préparées à l'avance, c'est-à-dire passées à l'étuve et placées dans un flacon à bouchon de verre à large goulot et stérilisé, puis sécher encore et stériliser avec une poire à air chaud ordinaire ou avec l'insufflateur de Paulme, celui de Francis Jean ou l'insufflateur électrique.

La poire à air chaud est une poire à lavement ordinaire mais ronde, munie d'une longue canule métallique courbe ; on presse la poire, on chauffe son extrémité au rouge à la flamme d'une lampe à alcool ou d'un bec Bunsen, la détente aspire l'air qui s'échauffe. Cette manœuvre répétée deux ou trois fois rougit de plus en plus le bec métallique et permet d'insuffler de l'air à haute température; malheureu-

(1) L'on trouve des rouleaux de coton dans le commerce ; il est aussi facile de les faire soi-même avec du coton hydrophile et de les stériliser ensuite.

reusement pour les dents du fond de la bouche, cet
instrument, quoique pouvant être recouvert de coton
ou d'une compresse, offre l'inconvénient, quand on
presse le caoutchouc à pleine main, de faire dévier la
canule qui peut brûler la joue, sensation plutôt désagréable.

L'insufflateur de Paulme est un thermo-cautère
de poche contenant une petite éponge imbibée d'essence de pétrole permettant de supprimer le flacon
du thermo-cautère de Paquelin ; le principe est le
même, il a l'avantage de servir à tous usages, aussi
bien d'insufflateur que de cautère, il est très commode
à manier quand on sait s'en servir ; il faut imbiber le
petit morceau d'éponge sans trop mettre d'essence.

L'insufflateur de Francis Jean se compose d'une
soufflerie envoyant de l'air à travers un cylindre de
terre réfractaire recouverte de métal auquel est adaptée une canule courbe pouvant prendre ainsi diverses
directions. Le cylindre, chauffé à la lampe à alcool
ou à un bec de Bunsen, est recouvert d'un étui en
ébonite pour éviter les brûlures des lèvres et des
joues. Il est pratique et commode.

Un support à pied terminé par une pince tel qu'en
ont les boutiquiers dans leur devanture servira à maintenir le cylindre au-dessus de la flamme ; laisser une
demi-minute ou une minute jusqu'à ce que l'on ait
obtenu une température suffisante. Ceci est important, car si on laissait se produire une trop grande
chaleur, l'ébonite brûlerait ; l'appareil introduit dans
la gaine est prêt à fonctionner ; on obtiendra *graduel-*

lement des températures assez élevées, en faisant marcher la soufflerie avec le pied (celle-ci possédant un long tube en caoutchouc), ce qui laisse une liberté complète de la main gauche.

L'insufflateur électrique se compose tout simplement d'un manche et d'un fil de galvano-cautère construit de telle façon qu'on puisse recouvrir ce dernier d'un manchon-canule en verre qui sert d'isolant, en même temps que de conducteur pour l'air venant d'une soufflerie pareille aux précédentes.

La cavité comblée pour que la salive n'ait pas d'action immédiate, recouvrez le ciment d'une gouttelette du vernis que l'on trouve dans le commerce ou de celui que vous ferez vous-même : Solution alcoolique assez concentrée d'une résine quelconque : benjoin, sandaraque, élémi, térébenthine, etc.; il ne vous reste plus qu'à prier votre client de fermer la bouche normalement pour faire l'articulé et enlever l'excédent d'obturation, puis faire rincer la bouche, le ciment et le vernis étant d'un goût plutôt désagréable, sauf cependant le vernis au benjoin dont l'odeur plaît généralement.

Le ciment doit être assorti à la couleur de la dent, surtout pour les dents antérieures ; il en existe de plusieurs teintes qui, isolés ou mélangés, donnent à peu près toutes les gammes désirables ; ils se composent en général d'oxyde de zinc, de silice, de verre et d'oxydes métalliques colorants, le tout fondu ensemble dans un creuset à des températures déterminées — c'est là tout le secret — et pulvérisé ensuite. Le liquide est à base d'acide phosphorique ou de chlorure de zinc, d'où les noms, impropres du reste, d'oxyphosphate et d'oxychlorure. Les fabricants conseillent dans leurs prospectus de malaxer le ciment entre les doigts jusqu'à consistance convenable, nous n'avons pas besoin de dire à des médecins combien cette manœuvre est à dédaigner, contraire qu'elle est aux règles les plus élémentaires de l'asepsie, le ciment étant trituré par des mains plus ou moins propres, plutôt infectées après le nettoyage d'une cavité.

Lorsqu'on a à obturer deux cavités en face l'une de l'autre appartenant à deux dents voisines, il faut toujours avant le durcissement séparer les *deux blocs* de ciment à l'aide de fines lames souples de métal spécial que vendent les fournisseurs, ou bien placer au préalable une des matrices dont nous parlerons à propos des amalgames ; il faut donc ne pas combler les espaces inter-dentaires lorsqu'on a des caries interstitielles à obturer. Il faut un libre passage au cure-dents ou au fil de soie et ne pas laisser non plus de ciment déborder du côté radiculaire, car les aliments séjourneraient sous cet excès de matière obturatrice, donneraient une odeur quelquefois perceptible et contribueraient à la formation d'une nouvelle carie de la couronne ou du cément vers l'apex.

Obturations en porcelaine ou en émaux fusibles.

Lorsque les dents antérieures sont trop ébréchées, mieux vaut pour l'esthétique obturer avec un bloc de porcelaine taillé *ad hoc*, de verre ou d'émail fondus. Nous allons donner en quelques mots la façon de procéder. On peut aussi insérer des blocs de porcelaine découpés dans des blocs spéciaux (Robin) ou bien des blocs d'or fondu (Aguillon de Sarran) et cimentés selon les mêmes principes. Malgré la confiance que nous inspire ce dernier auteur, certains petits détails trop longs à énumérer nous obligent à dire que l'on doit réserver ces procédés pour des cas par trop spéciaux, estimant qu'une bonne aurification bien ancrée a plus de chances de durée qu'un bloc d'or serti au ciment, et malgré que le ciment dans ce cas résiste mieux que lorsqu'il obture complètement une cavité, les blocs d'or ayant duré vingt ans doivent, à notre avis, être considérés comme une exception ; nous n'en devons pas moins rendre justice à l'ingéniosité de l'auteur.

Blocs de porcelaine. — Prenez une dent artificielle, anglaise ou américaine, pouvant vous donner la portion nécessaire parfaitement assortie à la teinte ; généralement la teinte de la partie absente de la dent vous sera donnée par la région symétrique.

En effet, les dents antérieures peuvent être de teinte uniforme, mais elles sont souvent polychromes, par exemple jaunes vers le collet, et grises ou blanches à la partie libre. C'est donc un point très important. Avant tout, il faut une bonne empreinte de la cavité ; avec une feuille d'or ou de platine assez épaisse tâchez de tapisser la cavité et un peu ses bords externes en y refoulant des boulettes de coton ou d'amadou à l'aide d'un fouloir rond, mais il faut au préalable que la cavité soit de bonne *dépouille*, c'est-à-dire que l'on puisse sans la détériorer enlever facilement la feuille d'or moulée; il ne faut donc ni bords surplombants, ni angles rentrants, l'on aura ainsi une empreinte exacte que le mécanicien utilisera. Cette empreinte peut aussi être obtenue avec la pâte spéciale de Ash ou même avec le godiva ou le stent.

Si l'on a le temps et que l'on soit assez exercé, l'on peut tailler et façonner soi-même dans l'atelier un bloc par tâtonnements. Dans ce cas, avant de retirer la feuille d'or de la cavité, couler de la cire, du godiva ou du plâtre fin de Paris; retirer le tout, et par une empreinte sur cette petite masse, l'on pourra avoir ainsi une cavité très exacte, la feuille d'or représentera l'épaisseur du ciment qui maintiendra le bloc La manœuvre est la même pour les émaux ou pâtes fusibles de Jennkins, Richard-Chauvin, Ash, etc. Ceci étant du ressort du laboratoire ne nous retiendra pas davantage. Il faut cependant essayer le bloc avant de le poser et faire des points de rétention dans la cavité et le bloc pour retenir le ciment ou bien tailler en queue d'aronde la partie interne du bloc.

Lorsque les dents sont trop serrées (parties latérales des dents antérieures, incisives, canines ou prémolaires), il ne faut pas craindre de les écarter avec des boulettes de coton ou un morceau de lamelle de caoutchouc ; on peut ainsi bien souvent ne pas trop enfreindre sur la partie antérieure de la dent, et la feuille d'or-empreinte sortira plus facilement et partant la cavité sera d'un accès plus facile au bloc obturateur.

Ceci s'applique à toutes sortes d'obturations, depuis le ciment jusqu'aux aurifications. Le coton mis à sec se gonfle par l'action de la salive et sépare de plus en plus les dents ; la *lamelle de caoutchouc à séparer* agit grâce à son élasticité ; il faut en effet l'étirer par ses extrémités et la rentrer à force dans l'interstice ; elle se contracte et revient peu à peu à son épaisseur en écartant les dents ; il ne faut jamais la faire remonter sous la gencive, car elle peut occasionner une périostite violente ; mieux vaut qu'elle dépasse le bord triturant, l'articulation et la mastication augmenteront l'effet ; il faut encore ici ne pas lui donner une trop grande hauteur, car dans ce cas le mouvement d'articulation pourrait pousser le caoutchouc jusque sur le périoste, inconvénient grave que nous venons de signaler. Les fabricants vendent ces lamelles de différentes épaisseurs, par petites boîtes. Le caoutchouc a une action plus rapide, mais plus douloureuse que les boulettes de coton. Les séparateurs brusques (Ivory), d'application très douloureuse, ne sont pas à conseiller et doivent être réservés pour les cas urgents.

Couronnes d'or. — Les dents postérieures prémolaires et molaires dont la couronne est trop endommagée pour supporter un amalgame ou une aurification sont quelquefois recouvertes d'une couronne, capote ou capsule d'or estampée sur un moule ou achetée toute fabriquée, et modifiée dans la bouche ou sur le moule.

Le point important et capital pour la durée de cet artifice est que l'articulation soit bien prise et un peu diminuée en hauteur; en effet, si la dent cassée a conservé encore une portion de couronne touchant la dent antagoniste la couronne d'or sera percée par la mastication en très peu de temps ; il faut donc meuler la dent cassée et laisser l'espace d'une feuille de papier environ entre la couronne que l'on essaiera et la dent antagoniste.

La partie triturante de cette couronne est très épaissie à l'aide de soudure d'or : nous n'entrerons pas dans le détail de sa confection, nous devons cependant insister sur la préparation de la dent à laquelle elle est destinée. Cette dent doit se rapprocher le plus possible de la forme d'un cube ou d'un cylindre; les faces latérales étant verticales, leur partie bombée doit disparaître par usure avec des limes rondes ou des meules de carborundum montées sur tour. Ce procédé permet d'avoir une couronne de bonne dépouille et partant une sertissure exacte de sa périphérie au collet de la dent. Cette extrémité doit être recouverte par la gencive et non appuyer sur cette dernière; il ne faut pas que l'on puisse

introduire une sonde fine entre l'extrémité libre de la
couronne d'or et le collet de la dent au moment de
l'essai.

La couronne estampée soudée et polie, l'essayer sur
la dent, vérifier l'articulé ; il ne restera plus qu'à remplir la cavité de la dent de ciment ; la couronne doit
être rugueuse à l'intérieur, on peut y souder une armature, crochet, lame, etc. ; pour que le ciment
adhère mieux, elle doit être ajustée de telle sorte
qu'il n'existe pas d'espace visible au collet de la dent
ni entre celle-ci et son armature (mieux vaudrait
qu'elle descende un peu au-dessous du collet). Quelques praticiens font une ouverture dans certains cas
sur la face triturante de la capsule or pour permettre
à l'excès de ciment (qui doit être préparé très mou)
de sortir ; il faut, dans ce cas, remplacer cette
petite portion de ciment par une aurification, le
ciment s'usant assez facilement par la mastication et
par lixiviation salivaire.

Enfin il est avantageux dans bien des cas de faire
la partie triturante dans une grande hauteur en porcelaine totalement ou bien, si faire se peut, recouvrir
la face apparente d'une lamelle de porcelaine.

Amalgames.

Les amalgames sont des mélanges d'étain et
d'argent à proportions à peu près égales avec des
traces probablement inutiles d'or ou de platine

fondus ensemble dans un creuset, limés grossiè-
rement et amalgamés ensuite extamporanément
avec un peu de mercure. Ils ont remplacé à peu près
complètement les amalgames de cuivre qui avaient
cependant l'avantage d'être plus durables parce
qu'ils se contractaient moins et durcissaient l'ivoire,
mais ils sont abandonnés parce que, fusant à travers
la dentine, ils lui donnent une coloration noire désagréable. Quoi qu'il en soit, c'est la matière la plus
durable après l'or, et si le ciment a une durée
moyenne de trois ans, on peut évaluer approximative-
ment la durée d'un amalgame bien fait et bien appliqué entre six et dix ans.

Préparation de la cavité. Obturation. — Schéma-
tiquement à la face triturante comme dans les autres
parties de la dent la cavité doit se rapprocher autant
que possible de la forme d'un tronc de cône, toutes
choses égales d'ailleurs, c'est dire que la partie profonde doit être plus large que l'orifice.

Cela ne veut pas dire qu'on ne puisse mettre un
amalgame dans une dent presque totalement dépourvue de couronne; dans ce cas, généralement, la
ou les racines sont ouvertes et leur canal vous donnera un point de rétention excellent; il faut cependant faire un ou deux points supplémentaires si on
le juge nécessaire et surtout une rainure un peu au-
dessous et *parallèlement* au bord extérieur, une
deuxième rainure dans la profondeur accentue le
maintien de l'amalgame. Un amalgame peut être
placé sur du ciment et vice versa, ou mélangé avec

lui, mais il faut éviter le contact de l'or avec un amalgame, il se produit quelquefois de petits courants électriques suffisants pour agacer le porteur de cette singulière pile ; ajoutons cependant que c'est plutôt l'exception.

L'amalgame de même que l'or ne doit point être placé au voisinage d'une pulpe, celle-ci réagirait d'autant mieux aux boissons chaudes ou froides que le métal est bon conducteur de la chaleur et du froid. Dans ce cas, l'on peut appliquer sur la région suspulpaire un peu de gutta et de ciment selon l'épaisseur de la dentine et l'amalgame par-dessus ce matelas. La gutta-percha est une matière gommeuse, par conséquent très adhésive, insoluble dans l'eau, extraite du suc laiteux de l'arbre *Isonandra gutta*. Purifiée et mélangée à de l'oxyde de zinc à chaud dans un mortier, elle donne la gutta dentaire que l'on roule en magdaléons ou petits rouleaux que l'on peut colorer en rose et rendre antiseptiques par addition de petites quantités d'iodoforme ou d'un autre composé chimique analogue. Pour l'appliquer dans une cavité, tout ou partie, on en prend une petite portion à l'extrémité d'une sonde dentaire ordinaire chauffée légèrement pour la ramollir sans la brûler, à la flamme d'une lampe à alcool ou d'un bec de Bunsen directement ou sur une palette de cuivre à manche, et on foule avec les instruments ordinaires ; elle durcit par refroidissement, mais ne donne que des obturations d'attente, c'est-à-dire d'un mois généralement. Nous avons vu des gutta de plusieurs années, mais le fait est exceptionnel. On peut employer le caoutchouc rose dans le même but, il est plus durable, mais d'un maniement moins facile.

Un petit moyen utile dans certains cas, mais qui n'est pas infaillible, peut guider pour reconnaître si la dent obturée sera sensible aux actions thermiques : introduire dans la cavité une boulette de coton benzoïnée, injecter de l'eau froide et de l'eau chaude successivement, si la pulpe ne réagit pas, vous pouvez à peu près sûrement mettre l'amalgame ; l'inspiration brusque d'un peu d'air froid peut aussi assurer le diagnostic. Certains auteurs recommandent de laver l'amalgame avec de l'eau après l'avoir trituré dans le mortier avec un peu de bicarbonate de soude pour enlever l'oxyde qui peut y être contenu. Nous ne croyons pas ce procédé indispensable, le bicarbonate de soude ne peut guère avoir d'action à froid ; le petit carré de linge non plucheux dans lequel on pressure l'amalgame pour exprimer l'excès de mercure suffit dans ce but.

Il faut, à l'aide de clamps, isoler la dent et empêcher l'arrivée de la salive au contact de l'amalgame, comme nous le verrons pour les aurifications de petite importance et de courte durée (fig. 14, 15, 16, 17).

L'amalgame ne colle pas à la dent comme le ciment, il fait partie intime de cette dent par pression, aussi doit-on autant qu'il est possible faire au voisinage des bords une rainure, un sillon, avec une fraise à roues ou sphérique, de grosseur proportionnelle à la cavité, tout en évitant cependant de faire des bords

minces que la trituration effriterait, on perdrait ainsi
le bénéfice de l'intervention. Il faut aussi faire un,

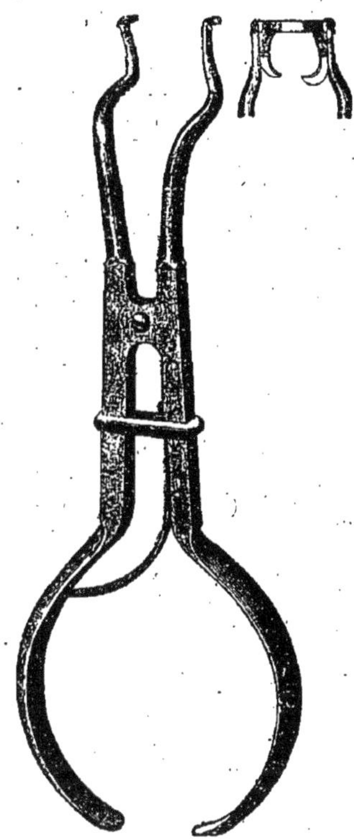

FIG. 14. — Pince à clamps.

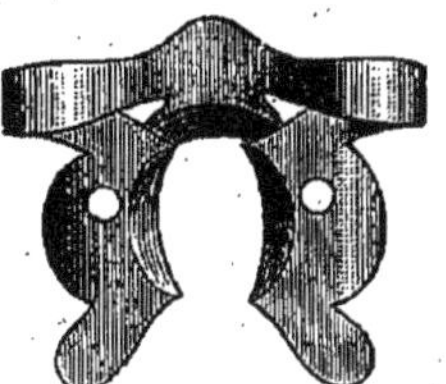

FIG. 15. — Clamps
d'Ivory.

deux ou trois points de
rétention, c'est-à-dire de
petits puits avec une petite
fraise sphérique (un des
deux numéros les plus fins),
dans la partie basale et les
régions voisines les plus
résistantes; prendre garde
à la pulpe et aux cornes
pulpaires, car la fraise touchant de trop près son voisinage immédiat pourrait
l'infecter et provoquer par
la suite de la pulpite ou de la nécrose avec toutes

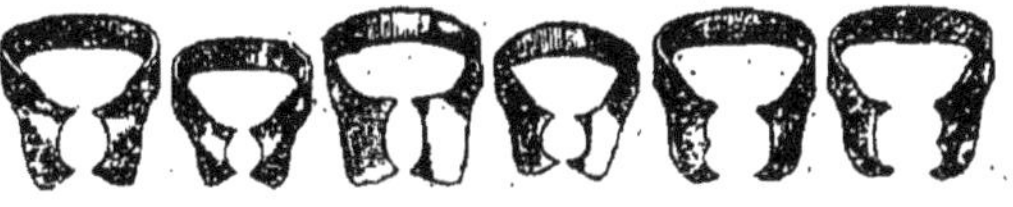

FIG. 16. — Clamps ou Crampons.

ses conséquences, kyste radiculaire, abcès, etc. ; ces
petites cavités comblées par l'amalgame feront en

quelque sorte des piliers de résistance et maintien-
dront le tout. Mieux vaut sacrifier un bord peu
résistant qui pourrait casser et permettre aux liquides buccaux de s'infiltrer entre la dent et le
métal qui ne colle pas, ne pas l'oublier. A ce propos, nous ferons remarquer l'inutilité de la brosse
que l'on trouve souvent adaptée au tour pour nettoyer les fraises; étant le plus souvent à fils métal-

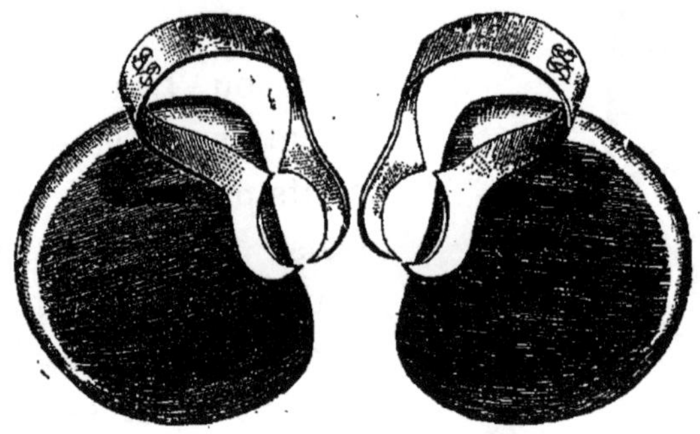

FIG. 17. — Clamps de Rogers.

liques, elle les abîme et les infecte, car elle est le
réceptacle de tous les résidus sortant des cavités des
dents ; de plus, elle contamine l'opérateur lui-même
en projetant sur lui la plus grande partie de ces matières.

Nous ne pouvons figurer ici tous les crampons
employés, on peut dire que chaque auteur a les siens ;
la forme en est très variable, nous avons simplement
voulu donner une idée aux débutants.

L'amalgame de cuivre doit être préparé d'avance ;
il est ensuite chauffé dans une cuillère en fer jusqu'à

ce qu'un peu de mercure suinte de la masse; on le
ramollit dans un mortier, et on n'a plus qu'à l'introduire dans la cavité sans le moindre tassement. Ceci
dit, passons à l'amalgame le plus employé, celui dont
nous avons parlé au début.

Prendre un mortier de verre ou de cristal de préférence à la porcelaine
qui reste tachée d'un
enduit d'oxyde et se
nettoie moins facile-
ment ; faire couler une
gouttelette de mercure
pur (point n'est besoin
qu'il soit purifié à l'électricité), c'est-à-dire sans
cette pellicule d'oxyde
noir qui le recouvre; les
fabricants vendent de
petits flacons en buis
pour mettre ce métal à

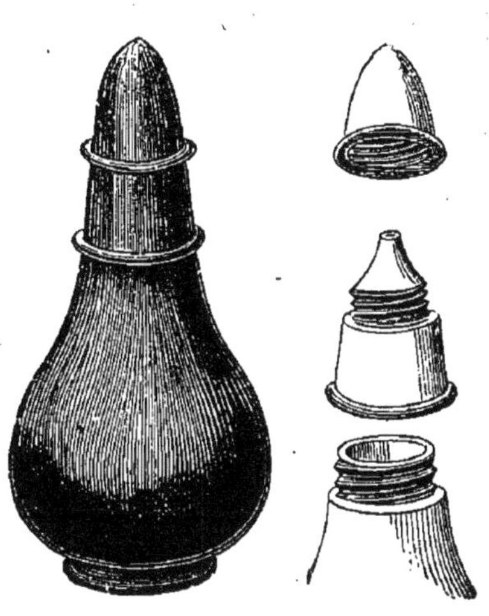

FIG. 18.

l'abri de la lumière et rendre son oxydation moins
facile (fig. 18). Ajouter l'amalgame(1) en quantité
suffisante et l'on arrivera facilement avec un peu
d'habitude à ne pas en mettre plus qu'il ne sera nécessaire (ces mélanges métalliques exigent, selon la
marque, plus ou moins de mercure). Malaxer, l'amal-
gamation se fera presque instantanément; presser

(1) Le mot amalgame désigne à tort le *mélange* métallique
fondu et limé que vendent les fabricants, le mercure n'est
pas encore intervenu.

assez fort à travers un linge, le mercure en excès
est exprimé et s'écoule en très fines gouttelettes; on
n'aura plus qu'à introduire à l'aide d'un des fouloirs
figurés plus haut d'abord dans les points de rétention,
puis, petit à petit, jusqu'à reconstituer la dent, des
fragments d'amalgame exprimant et enlevant au fur
et à mesure à l'aide de boulettes de ouate d'amadou
ou même de papier Joseph l'excès de mercure que
ce foulage fait sourdre à la surface.

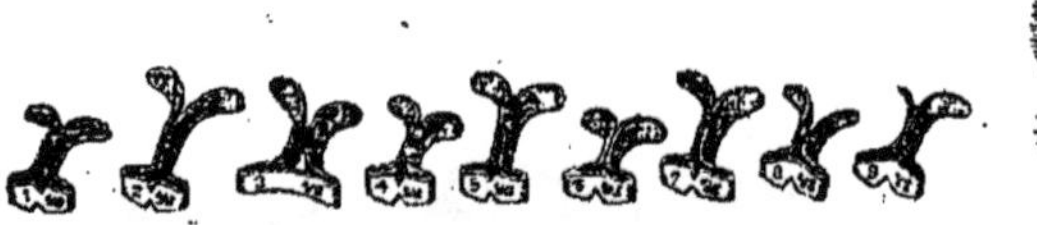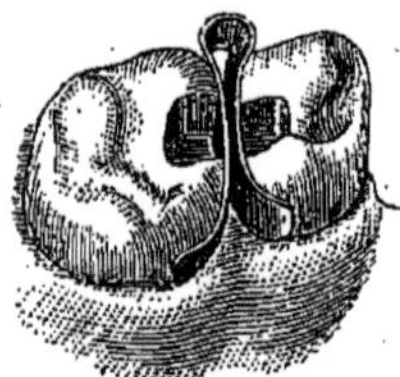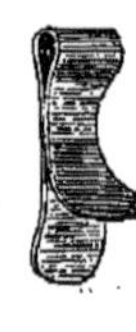

FIG. 19. — Matrices pour l'obturation de
deux cavités adjacentes.

Quand la cavité est pleine, ajouter un peu d'amalgame très fortement exprimé pour faire une bonne
moyenne avec l'amalgame foulé en dernier lieu toujours plus mou.

L'amalgame s'introduit facilement dans les dents
du bas avec une précelle à becs larges ou mieux avec
une spatule; c'est moins facile pour les dents du
haut, aussi a-t-on inventé plusieurs porte-amal-
games dont le plus pratique est formé d'un cylindre
creux contenant à la partie intérieure un cylindre
plein soudé à un ressort qui sert à pousser l'amalgame dans les cavités, il peut remplir évidemment le
même office pour les dents du bas. Lorsqu'on a deux

cavités adjacentes, il est bon d'employer les lames
dont nous avons parlé à propos du ciment ou les
matrices de Miller (fig. 19) ; un bout de lime plate, une
bande de métal quelconque peuvent, dans certains
cas, rendre le même service ; éviter autant que possible les bavures, c'est-à-dire ne pas laisser d'amalgame
sous la gencive ou le périoste, ainsi qu'il a été dit pour
le ciment ; il faut que le client puisse passer aisé-
ment un fil de soie entre les deux obturations. Recommander enfin qu'on ne triture pas d'aliments
solides sur l'amalgame avant vingt-quatre heures.

Lorsque la rainure et les points de rétention paraissent insuffisants ou impossibles, on peut employer
le mélange de ciment et amalgame ; on assure de
cette manière une obturation qui fera corps avec la
dent non pas aussi bien que le ciment, mais de façon
néanmoins suffisante pour que nous conseillions cet
artifice. Préparer l'amalgame prêt à être foulé, puis
l'introduire dans le ciment au moment de sa préparation dans la proportion d'un quart, d'un tiers ou de
moitié, selon que l'on aura besoin de plus ou moins
d'adhérence, c'est-à-dire que la cavité sera plus ou
moins propice, en tenant compte que c'est le ciment
qui colle, et l'on n'aura plus qu'à fouler comme un
ciment ordinaire (il est de bonne précaution de recouvrir toute la partie périphérique de l'obturation d'une
couche d'amalgame pur).

Aurification.

Nous renouvelons ici notre observation du début. Notre traité n'a pour but que de donner une idée des opérations que le médecin peut exécuter et nous renvoyons aux traités plus complets indiquant point par point le *modus faciendi* (1).

L'aurification est l'obturation de choix; sur les dents résistantes, si elle est bien faite, elle peut durer vingt ans et plus. Un peu de patience, d'habitude et d'habileté et l'on arrivera facilement à bout d'aurifications et de reconstitutions en or qui passent pour difficiles; leur réussite est subordonnée de plus à la patience du client; il est de fait que les Américains, gens éminemment pratiques et patients, qui supportent très bien qu'on leur maintienne la bouche ouverte trois ou quatre heures et plus pour certaines reconstitutions, sont des sujets bien entraînés et remarquables à ce point de vue.

La cavité bien préparée avec des points de rétention assez profonds, commodément et intelligemment placés, s'ils sont nécessaires, la digue isolant bien la dent et les voisines (tout est là), la dent séchée à l'air chaud et au chloroforme, on peut prendre tout son temps,

---

(1) Voir CRUET : *Thérapeutique de la bouche et des dents* ; DUBOIS : *Aide-mémoire du chirurgien-dentiste ;* ROY et GDON : *Manuel ;* JOHNSON, GIRES et G. ROBIN : *Obturation des dents, Traité de Redier, etc., etc.*

l'on arrivera sûrement. Tout bon aurificateur possède (dit-il) un petit tour de main, un petit secret qu'il se garde bien de divulguer ! N'en croyez rien. Il existe une méthode en quelque sorte ma-

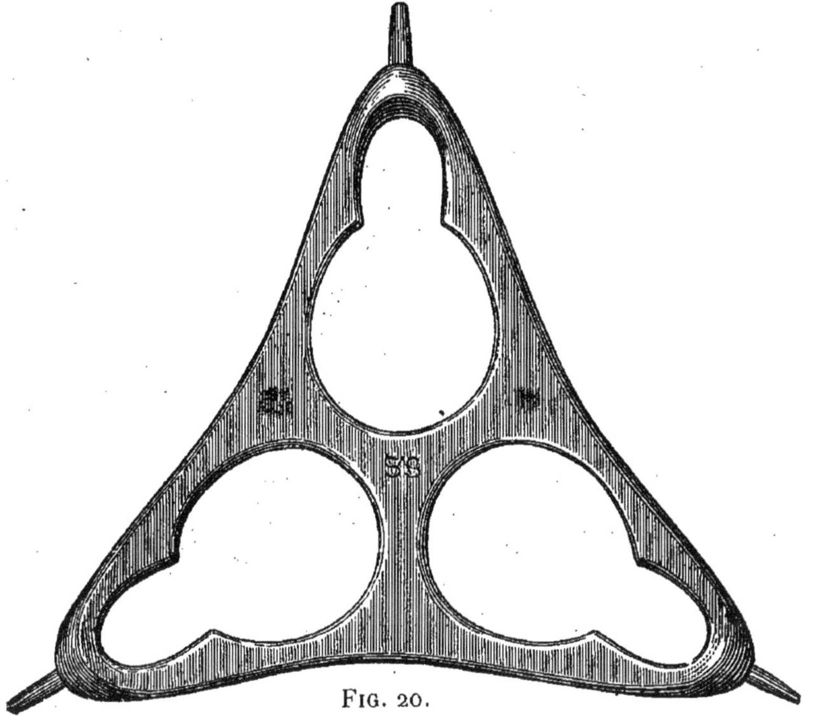

Fig. 20.

thématique que l'on apprend par expérience et dont les points importants viennent d'être indiqués. L'or employé doit être pur, le nom de la marque n'a pas grande importance ; il existe sous plusieurs formes, en feuilles, blocs, cylindres ou lamelles ; enfin il en est de plusieurs sortes :

1° L'or adhésif ou cohésif, c'est-à-dire se soudant

à lui-même, à peu près exclusivement employé pour
les petites cavités et les reconstitutions ;

2° L'or mou non adhésif, grâce à l'action de vapeurs ammoniacales, d'un emploi plus rapide, ne se
soudant pas à lui-même, s'adaptant mieux aux parois
de la dent en un bloc parfait par pression, pouvant,

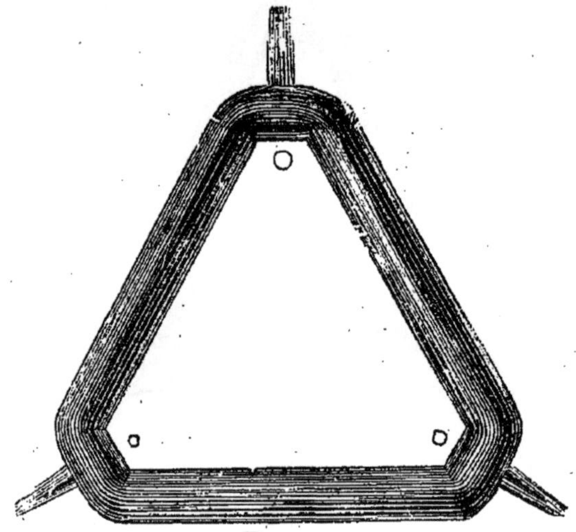

FIG. 21.

contrairement à l'or adhésif, être utilisé s'il a été en
contact avec la salive, est réservé aux grandes cavités
à parois solides pour aller plus rapidement ;

3° L'or en éponge, en cristaux, plus facile à employer, car on peut en tasser de grosses épaisseurs ;
c'est en somme un or adhésif épais ; il demande cependant, dans certains cas, à être travaillé très soigneusement, ce qui augmente la durée du travail et
par expérience ne donne pas des aurifications aussi
durables que celles faites avec les ors précédents. -

Pose de la digue. — La digue est une feuille de caoutchouc (l'épaisseur moyenne est la plus employée et peut suffire dans tous les cas) qui sert à isoler les dents et à les préserver du contact de la salive pendant une opération d'assez longue durée, alors que les clamps et les rouleaux de ouate ne suffiraient pas. Cependant avec une pompe à salive, un opérateur habile et expéditif peut bien souvent se contenter des clamps pour une aurification même un peu grande.

Quoi qu'il en soit, chaque obturation présentant des conditions spéciales pour la pose de la digue, il nous suffira de dire qu'il faut percer dans la feuille découpée de grandeur convenable un petit trou pour la dent à obturer et ses deux voisines immédiates au moins, avec l'extrémité d'un fouloir rond sur lequel est tendu le caoutchouc, ou bien avec une pince spéciale, ou avec un petit triangle dont les trois emporte-pièce de grosseur différente suffisent, ou avec l'emporte-pièce de Justi.

La distance des trous dans la feuille de caoutchouc, leurs dimensions et la grandeur de cette dernière varient dans chaque cas. Quoi qu'il en soit, la partie supérieure de la feuille est maintenue par une la-

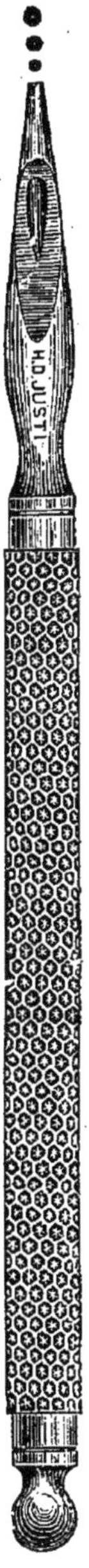

FIG. 22. — Emporte-pièce pour digue.

nière qui fait le tour de la tête du patient (porte-digue de Cogswell) et la partie inférieure est tendue avec de petits poids à crampons de Justi. La digue est maintenue autour des dents par la pression du caoutchouc qui doit remonter dans certains cas jusque sous la gencive, et aussi par des fils de soie noués au collet, quelquefois enfin par des clamps. Il existe encore d'autres systèmes de maintien de la digue, mais l'on n'aura qu'à consulter les catalogues des fournisseurs. Les crampons de Wittekowsky peuvent dans bien des cas, avec les petits carrés de caoutchouc spéciaux, remplacer la digue avantageusement par simplification.

Or adhésif ou cohésif.

Se vend en feuilles (toutes les marques se valent, le nᵒ 4 est le numéro moyen très employé), en rubans ou en cylindres de plusieurs épaisseurs.

L'or en feuilles nᵒ 4, que nous prendrons comme exemple, peut être découpé en deux, trois, quatre ou cinq lanières. Prendre chacune de ces parties de feuille par leurs extrémités, en faire des cylindres autour d'un équarrissoir ou les tordre une fois ou deux sans serrer, les rouler sur toute leur longueur dans une petite serviette bien sèche et non plucheuse, et l'on obtiendra ainsi de petits cordonnets d'or d'épaisseurs différentes que l'on pourra couper à la longueur désirée ou même laisser entiers. Puis l'on fera selon les cavités deux ou trois points de rétention dans les parties les plus résistantes de la dent, loin de la pulpe ou de ses cornes, mais éloignés le plus possible des bords de la dent pour ne pas la fracturer et de préférence aux endroits où l'aurification subira le plus d'efforts pendant la mastication : c'est affaire d'habitude et de jugement (partie cervicale, extrémité libre des dents antérieures), et comme pour l'amalgame ne pas conserver de bords friables, avoir autant que possible une cavité régulière en forme de tronc de cône renversé; chaque aurification exige pour ainsi dire une forme géométrique spéciale ; nous ne pouvons donner ici que des idées générales, la meilleure façon d'apprendre étant d'opérer soi-même. Donc les points de rétention obtenus, on foulera avec un des fouloirs de la série spéciale un des petits cordonnets d'or dans chacun des points de rétention, on les rejoindra petit à petit avec des morceaux que l'on foulera les uns sur les autres et l'on bourrera ainsi des parties inaccessibles aux endroits favorables jusqu'à ce que la cavité soit pleine et donne la forme normale de la dent en ayant soin de bien tasser chaque parcelle d'or uniformément et de ne pas laisser d'espace entre l'or et les parois de la cavité. Avec des limes à séparer fines, des lanières de papier émeri, des meules en carborundum ou des fraises usagées, on enlèvera l'excédent d'or et on régularisera l'obturation. La dent régulière, le poli s'obtient comme pour l'amalgame avec des polissoirs à main, ou montés sur la pièce à main du tour à fraiser, ou avec des brosses à polir et la pierre ponce ou simplement avec les lanières de papier émeri. Un autre procédé consiste à remplacer les points de rétention souvent difficiles ou incommodes par des rainures profondes dans les angles des cavités. L'or est tassé de la même manière dans ces rainures qui servent de base solide aux reconstitutions. On peut même, en disposant les cavités de façon spéciale (Johnson), tasser de l'or mou dans les rainures et s'arranger de telle sorte que les rubans d'or mou ainsi appliqués emprisonnent de l'or adhésif qui servira de base d'aurification. Il est quelquefois utile pour finir une aurification de régulariser sa surface en appliquant à l'aide d'un polissoir une feuille d'or non roulée plus épaisse. L'important est de fouler régulièrement l'or de façon à ce qu'il n'y ait ni fissures ni bavures : la fissure permettrait aux sucs alimentaires de pénétrer, fermenter et refaire une carie ; la bavure pourrait être accrochée pendant la mastication ou le nettoyage des dents et faciliter ainsi le détachement d'un petit bloc d'or, aussi doit-on tailler en biseau de dehors en dedans les bords des cavités. Pendant le foulage si une torsade d'or ne collait pas, il est indiqué de faire dans la masse avec un fouloir fin ou une fraise montée sur le tour, mais flambée, c'est-à-dire dépourvue de matières grasses, un point de rétention qui servira de nouvelle base.

Or mou ou non adhésif.

L'or mou se vend sous la même forme ; chauffé il devient cohésif, mais il ne l'est pas tel qu'on le vend. Il faut le rouler en rubans ou en cylindres si on ne l'achète pas préparé sous cette forme. Pour ce faire, prendre un équarrissoir de la longueur des bandelettes semblables à celles dont nous avons parlé à propos de l'or adhésif et les rouler autour pour obtenir un long cylindre que l'on découpera ainsi en plus petits, de longueur et d'épaisseur variables.

La cavité idéale pour ce travail est le tronc de cône renversé (l'or mou ne tient que par pression et non par adhérence à lui-même) ; il faut donc remplir la cavité avec des cylindres dépassant les bords et les tasser périphériquement tout contre une de ses parois, celle qui paraîtra la plus commode et la plus résistante, avec un fouloir ordinaire ; on remplit le vide ainsi produit avec d'autres cylindres, après avoir tassé plus fortement avec des fouloirs plus puissants (Dr Gaillard, Richard, Chauvin, etc.), et ainsi de suite ; on presse fortement les uns contre les autres des cylindres de plus en plus épais ; l'important dans cette manœuvre est de ne pas les soulever quand on les comprime ; il faut les tasser uniformément dans toute leur hauteur, de telle sorte que la partie basale de la cavité soit bien comblée. Ceci fait, on tâche de placer un dernier cylindre épais. Tous ces cylindres, nous l'avons dit, doivent dépasser la cavité ; on rabat l'or qui déborde en le foulant, il ne reste plus qu'à articuler et polir. Quoique l'or mou se travaille bien dans la salive, mieux vaut, pour l'asepsie et pour le tassement, l'éviter.

Les débutants feront bien d'user quelques cahiers de feuilles d'étain comme essai sur dents montées sur plâtre, le *modus faciendi* étant semblable dans l'un et l'autre cas (l'aurification mixte à l'or-étain est indiquée dans certains cas) ; le tassement demande une forte pression ; il faut donc pour ces aurifications (bien plus rapides quand la cavité est importante) que les parois soient fortes et ne puissent casser ou s'effriter. On peut faire une aurification mixte, c'est-à-dire à base d'or mou et à partie superficielle à l'or adhésif. Pour cela, on n'a qu'à pratiquer un ou deux points de rétention ou une rainure profonde dans l'or mou et s'en servir comme base. Quelquefois aussi, pour augmenter l'épaisseur d'une des parois de la dent, pour éloigner le métal du voisinage de la pulpe ou pour diminuer la durée de l'aurification, on peut mettre d'abord du ciment et de l'or mou ou cohésif qu'on laisse durcir par-dessus ; dans ce cas, il ne faut pas que l'obturation au ciment gagne jusqu'aux bords de la cavité, car l'aurification n'aurait plus de raison d'être ; le ciment se dissolvant dans la salive au bout de quelque temps, il se produirait une fissure entre l'or et la dent, celle-ci casserait ou permettrait au bloc d'or de se détacher ; dans l'un ou l'autre cas, le résultat serait désastreux. L'aurification avec un

amalgame *durci* comme base est possible, mais nous
ne conseillons pas ce mode d'obturation. Pour les
dents antérieures en raison de sa teinte spéciale le
mélange or et platine peut être indiqué, nous renvoyons aux traités spéciaux.

Or en éponge ou cristallisé.

C'est de l'or adhésif, épais, préparé à l'électricité,
disent les prospectus. Quoi qu'il en soit, il demande
presque autant de soins que l'or adhésif ordinaire,
quoique les points de rétention ne soient pas indispensables, mais il faut se rapprocher autant que possible pour la préparation de la cavité du tronc de
cône si souvent cité. Malgré tout le soin que l'on peut
y apporter, l'or en éponge, connu depuis longtemps
déjà, fait de temps en temps une réapparition sous un
nom nouveau ou une forme différente ; il a été repris
récemment à grand renfort de réclame, mais l'opinion
des bons et anciens aurificateurs qui l'ont délaissé
n'en persiste pas moins. La facilité du travail de
l'aurification avec cet or est séduisante, mais cet
avantage est largement compensé si l'on peut dire
par son peu de résistance. On peut cependant dans les
grandes cavités s'en servir comme base et terminer
par l'or mou ou l'or adhésif.

Nous avons terminé avec cette partie manuelle de
notre art, il sera bien facile de coordonner ces idées
et de les appliquer aux cas que nous allons citer. Il est

évident qu'une pulpe détruite, dès canaux dentaires ouverts, les mêmes procédés d'aurification, d'amalgame ou de cimentation trouvent leur application, à fortiori, dirons-nous, puisque les canaux ouverts forment des points de rétention parfaits. Quant au choix de l'obturation, il dépend de la résistance de la dent et de ses chances de durée; il sera prudent, par exemple, de ne pas aurifier une première fois une dent qui aura provoqué des accidents kystiques ou périostiques : tout ceci dépend un peu du jugement que donnera forcément l'habitude.

Exérèse de la pulpe.

C'est en quelque sorte le 2e degré tel que nous l'avons défini plus haut.

Nous avons dit qu'une carie dentaire ayant donné lieu à des accidents de pulpite légers pouvait amener des surprises si l'on procédait à une obturation dure immédiatement. Nous avons conseillé l'obturation molle provisoire à la gutta devant rester pendant un mois à titre d'expérience. Quelques auteurs conseillent une durée de huit ou quinze jours; selon nous, chez la femme, un mois est indispensable : il faut voir ce que deviendra cette pulpe sous l'action congestive générale de la période menstruelle (avant, pendant et après), et mieux vaut dans ce cas une expérience de longue durée, les kystes radiculaires consécutifs à une obturation intempestive surviennent quelquefois au bout de plusieurs mois et même de plusieurs années sans cause extérieure appréciable ; néanmoins, comme il faut une limite à tout et que du reste la gutta ne durerait pas ce temps-là, une période d'observation d'un mois à six semaines nous paraît sinon concluante du moins suffisante dans la très grande majorité des cas.

En résumé : un pansement iodoformo-créosoté à demeure pendant 24 ou 48 heures sous un coton occlusif parce qu'imbibé de benjoin en solution alcoolique très concentrée, ââ ; une obturation à la gutta à l'abri de la salive ; une mise en observation de la durée indiquée. Si au bout de ces six semaines la dent n'a *pas provoqué la moindre douleur*, condition *sine qua non*, une obturation dure est possible ; si, au contraire, elle est un peu sensible au chaud, au froid ou aux deux sensations thermiques, et à fortiori si elle a paru allongée, molle comme du caoutchouc, si en un mot elle a provoqué de la pulpite, de l'arthrite ou de la périostite, même avec de longues périodes d'accalmie, ou si vous pensez qu'il y a une petite tumeur kystique radiculaire, ne pas hésiter et détruire vaisseaux et nerf après avoir ouvert la chambre pulpaire le plus largement possible, mais avec de très grandes précautions en raison de la douleur que l'on pourrait provoquer ; il faut éviter de toucher à cet organe éminemment sensible, *le nerf dentaire*, ainsi que le profane désigne l'ensemble des vaisseaux et nerfs, et l'on doit enlever à la curette la dentine ramollie du centre à la périphérie et non en s'appuyant sur les parties profondes.

Avant d'entrer dans le vif de la question, reprendre ses souvenirs anatomiques et ne pas oublier que les prémolaires du haut ont souvent deux racines et partant deux canaux et que les grosses molaires du bas ont quelquefois deux canaux pour la racine antérieure dédoublée, mais n'en formant qu'une macroscopiquement, quelquefois de même, mais à une très grande exception, pour la racine postérieure ou distale. Enfin se rappeler aussi que la dent de sagesse est la dent la plus irrégulière et qui ménage le plus de surprises. Elle peut avoir d'un à quatre canaux parmi lesquels quelques-uns d'un calibre tel que la sonde n'y peut pénétrer. Enfin les grosses molaires du haut ont un canal palatin large et deux externes beaucoup plus étroits, quelquefois presque capillaires. La pulpe est peut-être guérissable, telle une plaie quelconque infectée, avons-nous dit ; cependant nous ne devons pas nous départir de ce principe qu'une pulpe à nu doit être détruite et enlevée le plus soigneusement et le plus complètement possible, malgré les idées mises en avant ces derniers temps, grâce à l'énergie de certains antiseptiques ; l'avenir nous dira qui avait raison. Le nerf est à nu ou mis à nu par l'opérateur : nettoyer avec soin la cavité sans faire de mal, ce qui provoquerait des mouvements de défense de la part du malade et une crainte qui gênerait dans les manœuvres (ayez la bonne réputation de ne point faire souffrir et les clients passeront sur bien des choses).

Si les vaisseaux saignent, appliquer fortement un tampon imbibé d'une solution d'antipyrine, d'eau oxygénée à 12 volumes ou d'adrénaline : l'hémorragie s'arrête ; enlever le coton et le remplacer immédiatement par une autre petite boulette imbibée d'acide phénique et retenant dans ses mailles un peu d'acide arsénieux pur ou mélangé de chlorhydrate de cocaïne ou de morphine ; recouvrir le tout d'un *coton verni* (benjoin ou toute autre résine, toujours en solution concentrée) isolant de la salive ou mieux de gutta. Bien s'attacher à ce que la partie du coton retenant l'acide arsénieux soit exactement appliquée sur la pulpe, le placer doucement de façon à faire le moins de mal possible (la douleur provoquée indique du reste que le coton est bien en position), et surtout éviter que l'acide arsénieux fuse sur la gencive ou le périoste, ce qui serait une grave faute opératoire et provoquerait des douleurs intolérables et une escharre de la muqueuse, périostite (1), nécrose de l'os, etc., etc. Prévenir son malade qu'il ressentira une petite douleur sourde généralement très supportable et durant d'une demiheure à deux heures, une durée plus longue est un signe de névropathie ou de déplacement de l'acide

(1) La périostite signifie pour nous l'inflammation du périoste de l'os et non l'infection du ligament alvéolaire que nous ne désignons pas sous le nom communément employé de périoste. La périostite, les épulis, les grosses tumeurs kystiques ou néoplasiques ont été passés sous silence, nous renvoyons aux traités de chirurgie.

arsénieux sur les parties avoisinantes ; voici pour le procédé ancien ordinaire et qui presque toujours demande plusieurs pansements pour la complète nécrose de la pulpe. Notre collègue et ami le docteur Rodier nous en a signalé un autre, à la Société de stomatologie, bien simple, et qui réussit souvent si la pulpe n'est pas trop infectée et presque toujours si elle est mise à nu accidentellement. Ce petit tour de main consiste, la dent nettoyée, isolée et séchée, à appliquer avec pression un tampon de coton hydrophile imbibé de quelques gouttes d'une solution alcoolique concentrée de chlorhydrate de cocaïne et retenant en outre quelques cristaux de ce sel. Si la pulpe ne saigne pas et si l'on ferme hermétiquement à la gutta de préférence, on aura une pulpe anesthésiée au bout de quelques minutes, cinq au plus, dont l'extraction se fera sans douleur. Quelques auteurs font une piqûre de cocaïne comme pour l'extraction de la dent ; cette manœuvre ne nous paraît pas devoir être établie comme règle, mais quoique nous ne l'utilisions pas elle peut se trouver justifiée chez quelques névropathes pusillamines, d'autant que quelques-uns redoutent cette extraction du nerf qu'ils assurent, avec juste raison, être plus douloureuse que l'extraction de la dent elle-même puisque cette manœuvre demande parfois à être répétée. Quoi qu'il en soit, la pulpe nécrosée par l'acide arsénieux ou anesthésiée par le chlorhydrate de cocaïne, introduire un tire-nerf barbelé, ou une sonde à canaux ordinaires recouverte d'une couche

très mince de coton hydrophile dans le canal unique
ou dans les canaux, par un mouvement rapide arriver
à l'apex, quelques mouvements de rotation de la sonde
et tirer ; le tout, si l'on est habile et si la masse n'est
pas dilacérée, doit être enserré par les fibres du
coton et venir en une seule fois ; dans le cas où il y a
plusieurs canaux, la partie centrale de la pulpe et
un des radicules nerveux étant venus, la même intervention répétée videra les autres canaux. L'anesthésie à la cocaïne ou la nécrose par l'acide arsénieux
n'ont généralement aucune action directe sur les débris ou filets radiculo-pulpaires partiellement infectés ; ici un ou plusieurs pansements phéniqués ou
créosotés agiront aussi bien ; cependant dans quelques cas exceptionnels un peu d'acide arsénieux
donne de bons résultats, mais il faut être très prudent, un excès de caustique pourrait donner de l'arthrite et même de la périostite avec nécrose.

Quelques auteurs non des moins érudits prati-
quent l'application du pansement arsénié même à
travers une couche de dentine ramollie sus-pulpaire.
Nous n'osons conseiller ce moyen, la longue expérience de nos prédécesseurs et la nôtre nous conseillent de n'agir directement sur la pulpe qu'après
avoir enlevé la dentine préalablement ramollie par
des pansements phéniqués, créosotés.

Si l'on a affaire à une pulpe nécrosée, infectée, avec
ou sans accidents kystiques, arthritiques ou périostiques, on doit procéder avec plus de soin encore au
nettoyage des canaux, les débris pulpaires viendront

avec plus de difficulté. Il faut se servir au début de sondes très fines à peine recouvertes de filaments de coton, n'ayant surtout pas de bourrelet à l'extrémité, car on refoulerait vers l'apex et au delà tous ces débris infectés que l'on ne pourrait plus enlever et qui donneraient à coup sûr les accidents précités s'ils n'existaient déjà.

Nous avons vu, à notre grande surprise, reproduit dans un journal un petit procédé que nous avons décrit il y a trois ou quatre ans à la Société de stomatologie et que l'auteur a présenté comme personnel et nouveau il y a quelques mois, mais passons. Voici en quoi il consiste : Lorsque l'on enroule les fibres de coton sur la sonde, les doigts sont fatalement infectés et contaminent ces dernières. Pour aseptiser ces mèches de coton enroulées au tour de la sonde il n'y a qu'à les plonger dans une solution saturée d'acide borique dans l'alcool, les présenter ensuite à une flamme quelconque, l'alcool s'enflamme et stérilise le coton sans le brûler.

Il vaut mieux, avons-nous dit, enlever tous les débris pulpaires vivants ou nécrosés, aussi doit-on vider successivement tous les canaux d'une même dent. Il arrive bien souvent pour les prémolaires du haut à deux racines ou pour les grosses molaires du bas à canal antérieur bifide qu'un débris radiculaire infecté provoque de l'arthrite ou un kyste radiculaire, alors qu'on croit n'avoir eu à traiter qu'un canal unique ; il faut introduire des mèches imbibées d'acide sulfurique (Siffre), d'eau

oxygénée, de créosote, jusqu'à ce qu'elles sortent ino-
dores et absolument immaculées, et faire de temps
en temps pendant ces écouvillonnages un lavage à

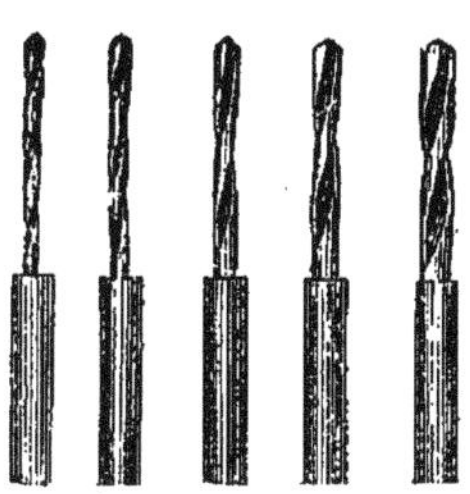

FIG. 23.
Twist Drills.

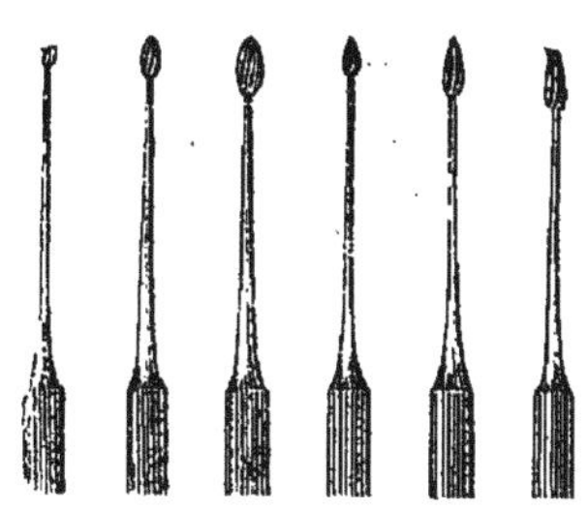

FIG. 24.
Fraises flexibles.

l'eau oxygénée tiède qui, par les bulles gazeuses produites, balaie plus facilement les détritus et les détache
des parois. Si les mèches sortent ino-
dores et propres l'on peut séance
tenante obturer la dent à la gutta
(abstraction faite des cas de fistule ou
abcès avec ou sans pus), pour un mois,
obturation d'attente ainsi qu'il est ex-
pliqué plus haut. Quand il y a périostite, on ne doit obturer que lorsque
cette complication a disparu; s'il existe
du pus, on doit chercher à le drainer
par la dent.

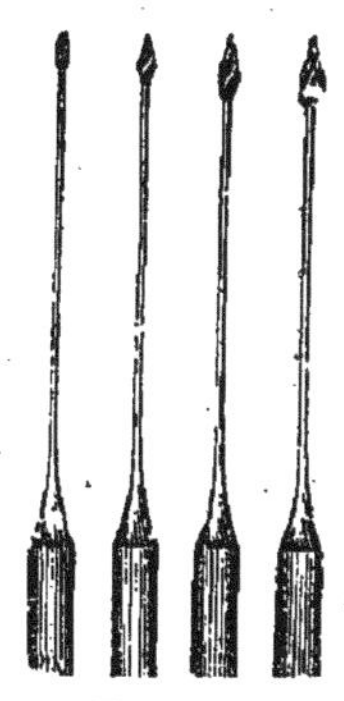

FIG. 25.
Forets Gates
Gliden pour
canaux den-
taires.

Dans certains cas, les canaux ne
sont pas ou sont insuffisamment per-
méables, il faut alors les agrandir avec des forets ou
fraises à canaux.

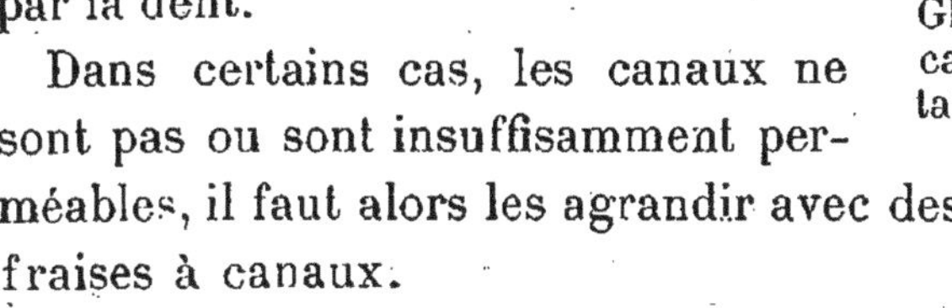

Ces mêmes instruments peuvent aussi servir pour curetter la partie superficielle cariée de la cavité des canaux, c'est une sorte de ramonage.

Lorsque les canaux sont très infectés, il faut quelquefois une seconde séance de ramonage, et s'il y a du pus n'obturer que lorsque tout signe de périostite a disparu. On se trouvera bien d'une insufflation à l'air chaud qui séchera et stérilisera les canaux ou d'une application de l'aiguille de Saladin; on introduira ensuite avec une mèche de coton enroulée autour d'une sonde ou un fouloir spécial gros comme une tête d'épingle d'une pâte faite extemporanément avec créosote et trioxyméthylène (Robin) et essence aromatique, girofle, cannelle ou bien de créosote, d'iodoforme ou oxyde de zinc ou sublimé, mais ce dernier noircit les dents par dépôt d'oxyde de mercure dans les canalicules dentaires. Ces pansements donnent de très bons résultats; le premier est quelquefois douloureux et ne doit pas être employé lorsqu'il y a du pus, les douleurs pouvant durer plusieurs jours et obliger l'opérateur à défaire son obturation, mais ceci est plutôt l'exception; en général la douleur est calmée le lendemain, aussi doit-on prévenir son malade. Cette douleur est due aux vapeurs irritantes du formol qui se dégagent du mélange. Dans quelques cas exceptionnels, la douleur et le gonflement provoqués par le formol vous obligeront chez certains sujets à renoncer aux bienfaits de ce merveilleux pansement obturateur.

Si les canaux ne sont pas suffisamment nettoyés,

il faut obturer avec un coton sans trop le serrer et faire revenir le malade le lendemain, un espace de quelques jours entre les pansements permettrait aux matières putréfiées de développer des gaz de fermentation qui, retenus dans la cavité, provoqueraient de l'arthrite, de la périostite, de l'œdème ou du gonflement kystique intra-osseux. La dent aseptisée, bourrer les canaux d'un des pansements cités plus haut et de gutta; ne jamais les laisser vides, ni bourrés de coton, sauf dans le cas où l'on prévoit pour une échéance prochaine la pose d'une dent à pivot.

L'aiguille de Saladin, que l'on adapte au thermo ou au galvano-cautère, est une aiguille en argent, munie d'un dispositif spécial, que l'on porte au rouge (c'est-à-dire à une température très élevée, trop quelquefois, c'est là son inconvénient) pour stériliser ou détruire les parcelles organiques.

Le pansement au formol (Pitsch) peut très bien être employé lorsque la suppuration est tarie, il agit aussi dans les cas de kystes radiculaires qu'il kératinise en quelque sorte; cependant il a ses insuccès comme tous les pansements, il ne faut pas lui demander plus qu'il ne peut donner, un antiseptique quel qu'il soit n'étant jamais infaillible.

Dans les cas de fistule consécutive à une atteinte antérieure de périostite (carie dentaire, dent à pulpe nécrosée par traumatisme ou infection alvéolaire de toute nature) si les traitements ordinaires ne sont pas suffisants, on doit procéder à une injection de créosote de houille, ainsi que nous allons l'indiquer (Dr Gail-

5

lard). Quelques auteurs conseillent d'aller rechercher
l'apex et le réséquer ; cette manœuvre, difficilement
acceptée en clientèle, ne doit être utilisée qu'en dernier ressort, alors que tout a échoué, car elle est d'une
application difficile et incertaine dans bien des cas, et
nombre de malades préfèrent l'extraction. L'arthrite,
la périostite consécutives s'améliorent rapidement,
ainsi que nous l'avons dit, par le nettoyage des canaux
et le drainage lorsqu'il y a du pus ; il faut évidemment
instituer un traitement antiseptique buccal et bientôt
la dent qui paraissait molle, allongée, comme en
caoutchouc, provoquant des douleurs par simple
contact de la dent antagoniste, et même de la langue,
reprend son état normal, l'œdème disparaît et la
douleur aussi. Les bains de bouche doivent être fréquents, toutes les demi-heures, durer au moins cinq
minutes en expulsant le liquide à mesure qu'il se re-
froidit , car ce dernier doit être le plus chaud possible sauf sensibilité spéciale. La variété des antiseptiques ne nous permet pas de nous étendre à ce sujet,
chaque auteur ayant sa petite préférence ; contentons-
nous de dire que l'eau bouillie chaude suffit quelquefois, le bain de bouche remplit en effet l'office d'un
cataplasme interne et débarrasse des matières infectieuses. A ce propos, puisque nous venons d'écrire ce
mot, il est utile de retenir que *rien n'est plus mauvais que l'application d'un cataplasme de farine de lin
sur la joue en cas de périostite*, il est souvent l'origine
d'un œdème plus considérable, d'une suppuration et
d'une fistulisation cutanées. Les cataplasmes sont

avantageusement remplacés par des compresses chaudes d'eau boriquée.

L'arthrite légère est améliorée par les révulsifs ordinaires (teinture d'iode, surtout pointes de feu). Une formule que nous employons volontiers est la suivante :

Bains de bouche toutes les demi-heures avec un verre d'eau très chaude ayant bouilli, contenant une cuillerée à café de la solution suivante :

Acide phénique. . . . . . .   } ââ de 5 à 10 grammes.
Hydrate de chloral . . . .   }
Alcool de menthe   10   —
Eau stérilisée . . . . q. s. pour 150 à 250 cm. cubes
                               selon les cas

Comme révulsif calmant, badigeonnage (matin et soir ou bien une fois par jour) de la gencive avec un pinceau de coton hydrophile imbibé de

Teinture d'iode . . . .   10 grammes.
Salicylate méthyle . . . . 20 à 40 gouttes.
Chl. cocaïne . . . .   15 à 30 centigr.

L'application de la teinture d'iode ne pouvant se faire plus fréquemment, on pourra formuler une solution aqueuse de cocaïne, qui, employée plusieurs fois dans la journée, pourra arriver à calmer. Si en outre il y a de la névralgie ou de la fièvre, on pourra formuler des prises de quinine, antipyrine, phénacétine, pyramidon, etc.

Dans les cas graves, s'il y a insomnie, une potion au chloral, du sulfonal, de l'extrait thébaïque ou tout autre hypnotique peuvent donner de bons résultats.

Ce traitement supprime avec avantage les bains de bouche à l'eau de guimauve et pavot et les applications de figues ou de sangsues très employés autre-ois.

Injection de créosote dans les cas de fistule récente ou ancienne. — Quelques malades se présentent à nous le plus souvent à l'hôpital avec une fistule cutanée d'origine dentaire, quelquefois ouverte récemment ou déjà très ancienne, puisque nous avons pu signaler la guérison d'une fistule mentonnière datant de *trente ans* (thèse du docteur Piethiewicz fils). On voit par là combien ces malades sont négligents, la suppuration dans ces cas est minime, la douleur n'existe pas, de telle sorte que ce n'est que lorsqu'ils ont acquis la conviction que l'opération qu'ils craignaient, l'incision cutanée, curettage de l'os, est inutile qu'ils se décident à venir nous consulter.

Plusieurs cas peuvent se présenter :

1° La fistule est récente, la dent ou la racine en cause n'ont pas été arrachées, ou bien ont été extraites incomplètement ; il faut alors enlever la dent ou ses débris, instituer une hygiène buccale antiseptique rigoureuse telle que nous venons de l'énoncer, et... la fistule guérira toute seule.

2° La fistule est récente ou ancienne, la dent et les racines ont été parfaitement enlevées apparemment ; voir avec une sonde cannelée ou avec des stylets de plus en plus fins si la fistule communique avec la bouche ; en cas de non réussite, une injection poussée avec assez de force à l'aide d'une seringue de 10 à 20 centimètres, munie d'une canule étroite et longue, renseignera ; disons cependant que presque toujours un petit bourrelet de muqueuse enflammée avoisine les bords de la fistule gingivale, en tout comparable à celui qui borde l'ouverture cutanée. Dans les cas un peu vieux, une bride cicatricielle gingivojugale donne aussi par son rapport direct la place de la dent incriminée, quant au débris qui reste, si plusieurs font défaut.

La direction du trajet fistulaire a son importance pour la découverte d'une esquille qui entrave la cicatrisation et aussi pour permettre un bon lavage créosoté.

3° La fistule est récente ou ancienne et l'on n'a ni racines ni dents cariées et infectées en *apparence* : il faut alors songer au traumatisme, rappeler les souvenirs du malade ; il se souvient généralement avoir reçu un choc sur les dents antérieures le plus souvent, ou bien c'est un arthritique qui fait de l'abrasion mécanique ou qui a des dents branlantes, infectées par l'alvéole ou dont la pulpe se nécrose par dépôt de noyaux intrapulpaires, de dentine secondaire ; dans ces cas, la percussion d'une ou de plusieurs dents vous donnera une matité, son bien différent à celui obtenu sur les dents voisines et l'éclairage à la lampe électrique intrabuccale ou simplement à la lumière réfléchie du miroir à bouche placé en arrière vous donnera une opacité, signe de nécrose pulpaire. Ici le traitement varie un peu, car on pourrait injecter plusieurs fois de la créosote dans la fistule ou même, comme certains chirurgiens le faisaient trop souvent, curetter le maxillaire ; la récidive ne tardera pas à se produire et l'on aura perdu le bénéfice de l'intervention. Il faut voir si l'on a une ou plusieurs dents à pulpe nécrosée et trépaner chacune d'elles non pas par son bord incisif s'il s'agit des dents antérieures, comme ont tendance à le faire les élèves, mais par le milieu à peu près de sa face linguale ; entamer cette face avec une fraise bien coupante quelconque, une petite fraise ronde par exemple, qui donnera d'abord une très petite ouverture ; l'émail dépassé, en prendre une de plus en plus grosse jusqu'à ce que l'on atteigne la cavité pulpaire et avec une fraise coupe-émail préparer une cheminée de largeur suffisante pour laisser passer facilement la sonde recouverte de coton ou le tire-nerfs qui devront enlever la pulpe et ses prolongements apicaux.

La pulpe enlevée, donner une injection par le ou les canaux et l'on sera surpris de voir sortir avec facilité le liquide par la fistule cutanée. On est quelquefois autorisé à donner au préalable une injection d'eau oxygénée.

L'injection créosotée doit se faire dans les deux premiers cas par la peau, dans le dernier par la dent. Prendre dans ce dernier cas une seringue de Pravaz, de Lüer ou autre à canule très longue se vissant fortement et dont le piston comprime bien, afin que l'on n'ait pas d'échappée de créosote dans la bouche ou sur la peau de l'opéré d'abord, de l'opérateur ensuite ; fermer l'ouverture cutanée avec du coton après avoir introduit assez loin la canule de la seringue, puis garnir la bouche de ouate, surtout au voisinage de l'ouverture fistulaire. Préparer à l'avance un verre d'eau tiède pour faire rincer la bouche après que l'on aura poussé de dix à cinquante gouttes et plus de créosote dans la seringue en retirant petit à petit cette dernière. Si l'on a une tache blanchâtre à l'orifice cutané de la fistule, on peut être sûr que le liquide a pénétré partout et que l'injection est bien faite. Des lavages de bouche, un peu de collodion sur l'ouverture cutanée, le malade n'a pas souffert et part le plus souvent guéri ; dans quelques cas cependant une ou deux injections à quelques jours et même une semaine d'intervalle sont nécessaires. Quand l'injection a lieu par la dent, il faut souder en quelque sorte la canule ou l'aiguille à la dent avec un peu de gutta. Ce mode d'occlusion est préférable au coton.

Quand tout est terminé, il faut avec un peu de gutta obturer complètement la dent.

Ajoutons en passant que les kystes du maxillaire sont quelquefois justiciables du même traitement ; nous en avons plusieurs observations bien probantes ; néanmoins, dans ce cas, une seule injection ne suffit pas.

On voit donc combien cette intervention simple, sans apparat, complètement indolore et ne comportant aucune suite fâcheuse possible, est rapide et utile en comparaison de la problématique intervention chirurgicale du côté de l'os, employée jusqu'à ces

derniers temps le plus souvent sans aucun bénéfice ;
les dentistes ont fait faire un grand pas à ce point
spécial de la chirurgie.

Quelques praticiens après avoir vu quelques réci-
dives déconseillent l'opération et introduisent dans
les fistules, dont l'ouverture peut être agrandie au
galvano, des crayons iodoformés qu'ils renouvel-
lent tous les deux ou trois jours après une injection
antiseptique et un attouchement à la teinture d'iode
pure du trajet fistuleux. Ce moyen d'attente est excellent lorsqu'il existe des débris, des petites esquilles
ne nécessitant pas une intervention chirurgicale, par
exemple à la suite d'une extraction laborieuse ; les
débris enlevés, le malade guérit généralement avec
des soins de bouche ; il reste quelquefois un gonflement de l'os qui diminue de plus en plus mais ne disparaît pas toujours complètement même avec les
massages.

L'intervention chirurgicale devient cependant indispensable si l'ostéopériostite s'aggrave et que les esquilles ou les débris alvéolaires ne s'éliminent pas, si
l'os est nécrosé et si l'on craint des accidents sérieux.

Kystes radiculaires.

Le traitement des tumeurs molles kystiques radiculaires, sans grande expansion intra-osseuse suppurée ou non, rentre dans le traitement des dents
infectées (*kératinisation*).

Lorsqu'ils ont développé une cavité dans l'os à sérosité transparente chargée de cristaux de cholestérine, le mieux est d'enlever la dent (sauf pour les dents antérieures pour lesquelles le traitement se fera à travers la paroi osseuse par une ouverture à la partie déclive de la cavité), agrandir la cavité alvéolaire s'il y a lieu et curetter le kyste, le drainer au besoin selon son importance avec de la gaze iodoformée, que l'on changera tous les jours au début, tous les trois ou quatre jours ensuite, après une cautérisation à la teinture d'iode. Quelques petits kystes guérissent après un premier pansement, même sans curettage, d'autres selon leur importance et l'état du sujet peuvent ne se cicatriser qu'après des pansements nombreux; il faut dans ce cas faire un petit appareil prothétique en or ou en caoutchouc muni de dents en porcelaine, tel un appareil de prothèse ordinaire avec un bouchon en caoutchouc, en or, ou en platine pénétrant dans l'alvéole *et un peu dans la cavité* du kyste pour empêcher la cicatrisation trop rapide de l'ouverture kystique. Disons en passant que nous traitons les sinusites maxillaires exactement de la même façon.

Il faut laisser la cicatrisation se faire de la partie la plus éloignée à la périphérie.

Les kystes de trop grandes dimensions exigent une opération chirurgicale qui commence par un curettage de la cavité et finit quelquefois par une résection du maxillaire. Le docteur Mauclair, chirurgien des hôpitaux. a sans doute présent à l'esprit le cas que nous lui avons présenté il y a six ans : un kyste énorme, le plus beau que nous ayons jamais vu, de la grosseur d'un petit melon développé aux dépens du maxillaire inférieur droit, empiétant un peu sur le maxillaire gauche, qui avait déplacé toutes les dents et provoquait une déformation de la face considérable qu'indique assez bien le moulage que nous avons conservé ; la malade, que nous avons perdue de vue. a refusé toute intervention.

Lorsque la dent qui a provoqué le kyste n'est ni une incisive, ni une canine, ni une prémolaire, il vaut mieux l'extraire, la guérison du kyste et la cicatrisation se feront plus rapidement que si l'on intervient sur la face labiale ou jugale du maxillaire. Dans ce cas, ne pas craindre d'agrandir l'alvéole avec une grosse fraise spéciale, ou un foret

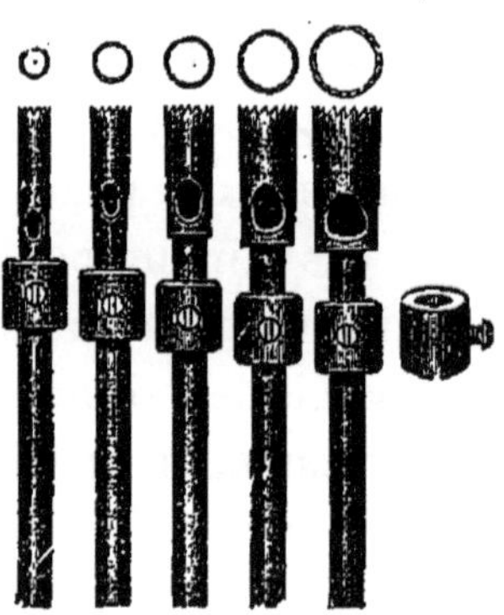

Fig. 26. — Trépans.

adapté sur la pièce à main ; il peut se faire que la dent ait été extraite antérieurement et que l'alvéole soit comblé ; dans ce cas, avec un des trépans que nous reproduisons ici, il sera facile de cheminer dans la cavité ou même d'en créer une nouvelle si la cicatrisation a eu lieu. Il en est souvent ainsi pour les abcès du sinus. Une dent, incisive, canine, prémolaire, après extraction du kyste hors de la bouche, peut être réimplantée.

Réimplantation. — Nous ne nous étendrons pas sur les discussions nombreuses et répétées, sur l'opportunité ou le bien fondé des implantations de dents humaines, animales ou même des blocs de porcelaine taillés *ad hoc* dans les alvéoles naturels, artificiels, sur leur résistance dans la bouche, la raréfaction de leur cément, etc. ; nous avons promis de faire de la clinique, de la thérapeutique et non de la science pure. Les médecins à qui nous nous adressons auront rarement l'occasion de procéder à cette délicate opération et nous ne devons envisager ici que les seuls cas de réimplantation qu'ils auront à traiter.

Qu'on ait affaire à une dent ou à une racine de dent extraite ayant donné lieu à un kyste, à de la périostite, ou bien à une dent en hétéropie que l'on veut replacer dans un alvéole artificiel ou naturel, ou bien à une dent tombée hors de la bouche par suite d'un traumatisme violent, mais n'entraînant pas une fracture trop grave du maxillaire, le procédé étant à peu près le même, nous nous contenterons d'expliquer les phases principales.

La dent a un kyste radiculaire se traduisant par une masse appendiculaire fixée à l'apex *ou à tout autre endroit du cément* (cas très rare) ou bien par une hypertrophie considérable du ligament qui semblerait faire croire qu'il n'y a pas de kyste proprement dit, dans ce cas, l'extraction étant simplifiée par la mobilité de la dent ou de la racine, l'on n'est plus tenu à grande précaution; on doit alors la débarrasser du kyste, réséquer à la rigueur l'apex, enlever la pulpe ou les débris nécrosés, obturer la cavité centrale et enfin désinfecter la dent, laver l'alvéole à l'eau bouillie phéniquée, replacer la dent et la maintenir avec des fils d'argent ou de soie ; généralement, dans ce cas, la dent doit être maintenue assez longtemps. Quelques auteurs utilisent des appareils ou des lames de plomb (Cruet) subordonnés un peu pour le cas présent à l'ingéniosité de l'opérateur ; il est bien entendu qu'une hygiène buccale sévère est de rigueur. Si l'on a affaire à une dent en hétéropie, les manœuvres diffèrent selon qu'elle est plus ou moins éloignée de la place qu'elle doit occuper ; il faut quelquefois après l'extraction laisser la cavité alvéolaire se combler par ostéite condensante (?) parce qu'on ne pourrait créer immédiatement à côté un alvéole auquel il manquerait ainsi une paroi ; d'autres fois, au contraire, l'alvéole artificiel pourra être créé immédiatement ; il vaut mieux que la dent rentre un peu avec force dans l'alvéole nouveau qui cédera légèrement à la pression de la dent qu'on implante.

Il faut avoir, lorsqu'on extrait la dent, la précaution d'entourer les mors du davier de ouate, de fil de soie ou de tubes en caoutchouc de façon à ne pas fracturer l'émail.

Dans cet ordre d'idées on a souvent besoin de faire tourner une dent déviée sur son axe (rotation brusque), c'est une sorte de luxation de la dent dans un alvéole

nouveau que crée le davier ; il faut de même entourer
les mors de ouate, de soie ou de caoutchouc et tourner très lentement la dent en *poussant vers l'apex.*
Se rappeler que la dent a tendance à s'échapper par
pression des mors, tel un noyau de cerise pincé
entre les doigts ; on peut ainsi faire tourner facilement une incisive d'un angle de 90° et plus. Il est
quelquefois inutile de les fixer, mais cependant la
majorité des cas exige cette précaution. Si la torsion des vaisseaux a été faite lentement et surtout
sans *arrachement*, la pulpe conserve sa vitalité et la
dent ne noircira pas ; dans le cas contraire, lorsqu'elle aura acquis toute la solidité désirable, on
pourra la trépaner et enlever vaisseaux et nerfs si
l'on peut attendre ce moment-là.

*Toutes ces extractions ou rotations brusques ne
doivent être faites qu'après un examen radiographique.*
On peut en effet avoir affaire à une anomalie radiculaire, nous avons présenté quelques cas de radiographie dans ces conditions ; si l'extrémité radiculaire est incurvée, l'extraction peut fracturer la racine
et l'on n'arrive qu'à la douloureuse nécessité de
renoncer à la réimplantation d'une dent qu'on aurait
dû laisser en place.

On ne doit pas non plus faire une rotation sur les
incisives inférieures (c'est une colle d'anatomie que
nous posons à tous nos élèves), les racines des dents
inférieures étant aplaties et ayant leur axe méso-
distal plus court que l'axe linguo-labial ne peuvent tourner dans leur alvéole, et c'est s'exposer à

une fracture que vouloir procéder à cette opération.

Enfin le cas le plus simple et le plus heureux est lorsque la dent est tombée à la suite d'un choc sur le maxillaire ou d'une chute sur le bord d'un trottoir, le coin d'un meuble, etc. Dans ce cas, si la fracture de l'alvéole est nulle ou insignifiante, on n'a qu'à réimplanter la dent comme dans les cas de périostite en ayant soin de bien laver la plaie et de n'y laisser ni corps étrangers, ni esquilles, ni caillots sanguins qui entretiendraient la suppuration. Nous n'insisterons pas davantage sur ce sujet.

Nous avons insinué en passant qu'on pourrait avoir à extraire une racine et la réimplanter ; c'est qu'en effet il y a souvent lieu de placer une dent à pivot.

Dent à pivot.

La dent à pivot est une dent artificielle munie d'un pivot en bois, melchior, or ou platine (les deux derniers sont les seuls à conseiller, le pivot melchior est fragile, le pivot de bois maintient très bien la dent, il gonfle, grâce à la salive, mais il s'infecte, et peut infecter la racine), faite d'après une empreinte ou achetée chez le fabricant (Logan Bowill, Davis, Perry, etc). Le pivot peut être adapté directement dans la racine,

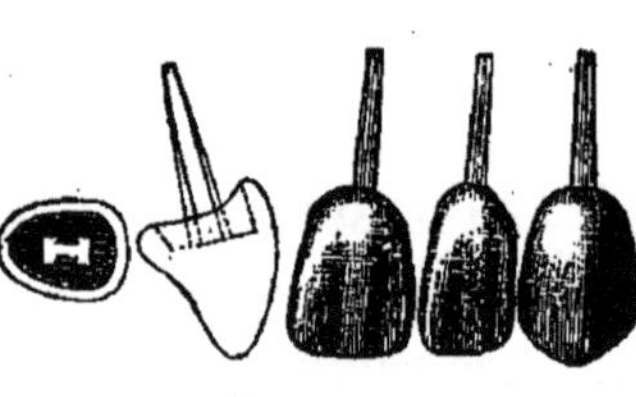

Fig. 27.

quelquefois une gaine métallique est sertie autour
de cette dernière pour donner plus de solidité.
La dent à pivot a l'avantage de passer inaperçue
au milieu des dents naturelles si la teinte est bien
choisie et si elle est bien ajustée, elle évite ainsi
le port d'une pièce prothétique qu'il faudrait enlever
et nettoyer après chaque repas. Le cas le plus favorable est lorsqu'il y a fracture par traumatisme de la
couronne d'une dent saine. Les soins de la racine
dans tous les cas sont les mêmes que pour une dent
infectée, ce qui explique que l'on peut avoir à extraire
une racine ayant donné des accidents kystiques
ou périostiques et à la réimplanter ensuite après
avoir adapté dans le laboratoire une dent à pivot ;
il faut dans ce cas n'extraire la racine qu'après l'avoir
préparée et limée comme si elle devait rester dans la
bouche afin que la dent à pivot soit parfaitement
ajustée et soit ultérieurement recouverte par la gencive. Le plus souvent on a une dent trop détériorée
pour être obturée, ou une dent déjà obturée qui
vient de casser. Dans l'une ou l'autre alternative
avec une meule en carborundum ou une fraise à
roue au niveau de la gencive, il faut faire une rainure
en dedans et en dehors de la portion de couronne
restante, afin d'en diminuer l'épaisseur et éviter ainsi
la fracture de la racine, quand on cassera les débris de
couronne avec une pince coupante ; ceci fait, on régularise la racine avec une lime ronde, une fraise ou
une meule en acier ou en carborundum jusqu'à un
millimètre environ au-dessous de la gencive (nous

supposons, bien entendu, le canal aseptique et obturé à la gutta), puis avec une fraise (fig. 23) à canaux aseptique on régularise le canal et on l'agrandit au besoin jusqu'à ce qu'il soit du calibre du pivot; l'on introduit dans ce canal un bout de fil de fer flambé ou mieux d'argent de la grosseur du pivot, dimension donnée par la filière, et l'on fait quelques torsions et quelques échancrures sur la partie externe de ce fil de métal afin que le plâtre ou le godiva d'empreinte le maintiennent au moment du durcissement; l'empreinte obtenue, boucher de nouveau la racine à la gutta pour éviter l'infection pendant la confection de la dent à pivot.

Prise de l'empreinte. — L'empreinte antagoniste est nécessaire pour l'articulation de la dent artificielle qui doit affleurer et non toucher la ou les dents antagonistes. Un porte-empreinte partiel suffira pour l'empreinte de la racine et des dents voisines. Les médecins ayant l'habitude de confectionner des appareils plâtrés, nous n'entrerons pas dans le détail de la prise de ces empreintes ; contentons-nous de dire que le godiva ou le stent, matières employées pour toutes les empreintes de bouche en général, peuvent très bien servir (le n° 2 moyen est le plus usité). Introduire la pâte ramollie à l'eau chaude dans le porte-empreinte légèrement chauffé pour l'adhérence, graisser la surface avec un peu de vaseline de beurre ou d'huile et l'appliquer d'un seul coup pour ne pas trop déplacer le pivot si le canal de la racine est large, puis laisser durcir et au besoin hâter le refroidissement en projetant un jet de *chlorure d'éthyle* ou de tout autre réfrigérant.

Le sujet peut être incommodé par la salive; dans ce cas, il est utile d'arranger au préalable le fauteuil de telle façon que sa tête soit penchée en avant, la salive ne pourra pas couler dans le pharynx. Quelques pusillanimes ont peur du porte empreinte; il faut les rassurer en leur faisant comprendre que cette opération ne comporte aucune douleur et leur faire bien appuyer la tête afin que l'empreinte soit exacte et les prier de ne pas mordre; c'est l'opérateur qui doit appuyer fortement; en général la matière (stent ou godiva) doit être introduite plutôt un peu dure à cause du retrait possible, et pour le haut en appuyant d'abord dans le fond. Enfin, dans le cas de réflexes palatins exagérés pouvant aller jusqu'au vomissement, faire pratiquer des inspirations *fréquentes* et *profondes* et occuper l'esprit du malade par une causerie quelconque; si malgré cela les réflexes persistent, faire, comme les laryngologistes en ont l'habitude, un badigeonnage de la muqueuse palatine, du voile du palais jusqu'au pharynx moyen avec un pinceau de coton hydrophile imbibé d'une solution de cocaïne au trentième ou au vingtième et même au dixième.

Le pivot soudé à la plaquette métallique, essayer si cette plaque s'applique bien sur la racine, si le pivot est bien comme position, grosseur et longueur, puis essayer la teinte de la dent, voir si elle est bien taillée, si elle articule bien, l'essayer encore en l'appliquant sur la plaquette d'or avec de la cire... La dent prête à être posée, il faut l'essayer et l'articuler de nouveau et si elle appuie trop en un point, articuler avec un peu de papier bleu et modifier ainsi la dent ou la racine jusqu'à parfait ajustement; faire quelques encoches sur le pivot. Tout est bien prêt, empêcher l'arrivée de la salive, faire du ciment un peu mou et l'*introduire* dans *la cavité radiculaire* et, par une forte pression, pousser la dent en place, avoir soin de bien la mettre en position avant que le ciment ne durcisse (cinq minutes environ); il se peut que l'on soit obligé par symétrie ou par toute autre raison de laisser un petit espace interdentaire ou bien que la carie ayant fait de grands progrès, la racine étant très ouverte, le pivot puisse se déplacer, il faut donc maintenir cette dent dans la position désirée jusqu'à la prise du ciment. On peut, si l'on craint une manifestation ultérieure, périostite, kyste, etc., placer une dent à pivot à la gutta et attendre ainsi les événements pendant le temps que l'on voudra. Quelques praticiens ont la dent à pivot *facile* ; pour raison d'esthétique, ils proposent cette dernière alors que la dent pourrait être obturée au ciment, avec un bloc ou à l'or. Songez bien que la dent à pivot, même dans les meilleures conditions, n'est pas éternelle; elle est en somme maintenue quelquefois par introduction à force du pivot, mais dans l'immense majorité des cas, grâce à une couche de ciment qui disparaît et se dissout dans la salive petit à petit; mieux vaut donc essayer de con-

server la couronne le plus longtemps possible, grâce
à des obturations solides, bien faites et assorties
comme couleur. Dans certains cas, la dent très ébré-
chée doit rester en observation avec de la gutta
pendant un mois ou plus. Nous allons indiquer ici
un petit artifice qui permettra de ne plus craindre
la fracture complète de la dent pendant ce temps.
En général, ces dents ont une encoche très grande
(il est question, bien entendu, des dents antérieures), il sera donc facile d'introduire un fil de
fer nickelé ou poli dans la racine jusqu'à l'apex,
comme si l'on voulait prendre l'empreinte pour
une dent à pivot; au lieu de boucher à la gutta, le
fil de fer en place, on fera l'obturation à l'or ou au
ciment; si l'on s'est arrangé de telle sorte que
le pseudo-pivot soit en position rectiligne, l'obturation terminée, on doit pouvoir l'enlever facilement;
ceci fait, on aura une dent trépanée que l'on pourra
panser, surveiller et obturer provisoirement à la gutta.
Ce petit artifice peut être employé le jour même où
l'on voit la dent pour la première fois, alors qu'elle
est infectée et n'a même jamais été obturée; il suffit
de bien nettoyer la cavité et l'obturer ainsi que nous
venons de le dire; les pansements pourront être faits
par le canal créé de cette manière et la dent pourra
plus tard, après guérison, être fermée complètement
ou cassée en vue d'une dent à pivot. L'ajustement
des dents à pivot que l'on trouve chez les fournisseurs se fait au papier bleu à articuler comme la
dent faite au laboratoire. Nous n'insisterons pas.

Érosions. Abrasion. Caries du collet.

Les érosions, troubles trophiques, non pathogno-
moniques, pas plus de la maladie fébrile que de la
syphilis(1), lorsqu'ils existent comme signe isolé, peuvent acquérir, si la couche d'émail est nulle ou à peu
près, des proportions tellement grandes qu'une obturation soit indiquée.

L'abrasion générale des dents mécanique chez
les vieillards ou l'arthritique, partielle chez le
fumeur (pipe), peut nécessiter la trépanation d'une
ou de plusieurs dents si elles donnent lieu à des douleurs de pulpite ou à de l'arthrite; malheureusement,
dans ces cas, la réussite n'est pas certaine, les noyaux
de dentine secondaire venant entraver l'accès de la
sonde jusqu'à l'apex.

La carie du collet chez certains sujets peut être
due aux causes énoncées plus haut et peut provoquer
une douleur quelquefois exquise au contact des poils
de la brosse à dents, du cure-dents, de l'ongle, d'un
instrument acéré quelconque, la sonde par exemple,
ou d'aliments salés, vinaigrés, sucrés, acides, du
chaud et du froid; l'aspiration d'air froid provoque

(1) La dent d'Hutchinson n'est pour nous un signe de
syphilis héréditaire que si le *trépied* est complet, c'est-à-
dire si l'œil et l'oreille ajoutent leurs stigmates. Nous possédons l'observation de deux jumelles dont l'une a la triade
symptomatique avec perforation palatine et l'autre ne possède aucune érosion ni trouble trophique buccaux.

souvent une crise. Si la cavité le permet, on peut faire
une obturation, mais il faut bien se rappeler qu'une
rainure ou des points de rétention souvent obliga-
toires au maintien de l'obturation provoquent des
douleurs violentes. Prendre une fraise coupant bien,
car tous les anesthésiques de la dentine employés les
uns après les autres seront bien souvent inefficaces.
Si l'obturation n'est pas indiquée, une cautérisation
au galvano-cautère, au chlorure de zinc, suffira, pour
quelque temps du moins. Le nitrate d'argent pur en
solution très concentrée nous paraît donner les meil-
leurs résultats, mais il a l'inconvénient comme les
pointes de feu de noircir la dent.

Redressements.

Cette partie de la thérapeutique dentaire, la plus difficile, celle qui demande le plus d'expérience et d'à -
propos, n'est certes pas pour séduire le médecin non
spécialisé. Cependant, nous croirions manquer
à notre devoir si nous ne parlions d'un petit
appareil facile à confectionner qui trouve son emploi
lorsque les dents antérieures du maxillaire supérieur sont en rétroversion, c'est-à-dire, la bouche
fermée, se trouvent en arrière de leurs correspon-
dantes du maxillaire inférieur qui, les maintiennent
à jamais dans cette situation. On conçoit que nous
ne citions que ce cas particulier, un volume énorme
ne suffirait pas pour traiter ce chapitre important,

chaque cas entraînant un *modus faciendi* spécial, soit qu'on agisse avec de simples fils de soie, des anneaux caoutchouc, ou bien avec des appareils depuis les plus simples jusqu'aux plus compliqués. Ceci du reste n'entre pas dans le domaine du médecin rural voulant faire de l'art dentaire.

L'appareil dont nous voulons parler est le plan incliné; il se compose d'un emboîtement en caoutchouc recouvrant les dents inférieures, confectionné d'après empreinte bien entendu, et portant à son sommet un plan incliné en caoutchouc dur ou en métal agissant judicieusement sur la dent du maxillaire supérieur qu'il faut ramener en avant. Cet appareil sur l'épaisseur duquel les molaires appuient annihile ainsi l'effet obstructionniste des dents antérieures du bas et, grâce à son petit plan incliné, permet aux dents à redresser d'avancer à leur aise en un espace de temps quelquefois très court. Quand il s'agit d'une dent très en arrière, mieux vaut agir lentement pour donner le temps à l'ostéite raréfiante en avant et condensante en arrière (théorie physiologique combattue par quelques auteurs que nous ne discuterons pas ici) de se produire et créer ainsi un alvéole solide. Aussitôt que la dent a dépassé de très peu l'antagoniste qui empêchait son antéversion, l'appareil devient inutile, l'articulation se charge du reste.

Arthrite alvéolaire. Maladie de Fauchard. Ostéopériostite alvéolo-dentaire. Périodontite. Pyorrhée alvéolaire, etc., etc.

Tous ces noms désignent la même maladie. Celui qui nous paraît le mieux convenir, l'étiologie étant encore un peu obscure, est celui d'arthrite alvéolaire ; le *périoste de la dent* est en effet un organe mixte qui contient à ce titre les vaisseaux nourriciers, mais dont le rôle important de ligament ne peut être nié (Beltrami). La périostite ordinaire, inflammation de ce ligament-périoste qu'il ne faut pas confondre avec la périostite du maxillaire qui lui est consécutive, qu'on pourrait désigner sous le nom d'arthrite apicale en raison de sa localisation, débute par infection de la pulpe et presque toujours continue par le canal et l'apex ; par exception l'infection peut avoir lieu par une partie latérale du cément par perforation avec une fraise ou un foret mal dirigés ; l'arthrite alvéolaire ou maladie de Fauchard, infectieuse, polymicrobienne, c'est-à-dire sans microbe spécial, a son point de départ dans l'alvéole par voie externe au collet (1), *chez un sujet spécialement*

(1) Il y aurait une large discussion à amorcer sur l'infection possible par artério-sclérose (c'est un mot de haute portée, mais qui résume bien notre pensée) des vaisseaux pulpaires ou ligamenteux, ce serait une sorte d'infection par voie interne, mais ce n'est ici ni le lieu ni le moment.

prédisposé (arthritis). Il ne faudrait pas croire qu'il n'y a qu'une arthrite ; ce qui se passe ici est absolument, comparable à toutes les inflammations des diverses articulations de notre individu ; les choses ne sont pas bien tranchées et surtout bien étudiées comme pour les arthrites spécifiques du genou, par exemple (rhumatisme, blennorrhagie, tuberculose, syphilis, etc., etc.), cette question demande à être approfondie ; il n'est pas niable que toutes ces arthrites alvéolaires ne se présentent pas de la même façon ; nous ne saurions donner assez d'importance au terrain : lymphatisme, arthritisme surtout, peut-être tuberculose.

Qui oserait nier l'arthrite post-grippale ? Quoi qu'il en soit, l'infection alvéolaire peut se produire de toutes façons : port d'un appareil prothétique défectueux ou tenu dans une propreté douteuse, soie ou fils de redressement chez les enfants, mobilité d'une dent sans antagoniste ou dans une position vicieuse, penchée, sur un côté par exemple par absence des voisines ; enfin, exceptionnellement, une nécrose pulpaire, un traumatisme de la dent, des troubles trophiques ou *l'artério-sclérose* de la pulpe, etc., peuvent amener l'arthrite alvéolaire. Il y a dans les cas habituels décollement et infection de la gencive pouvant aller jusqu'à un abcès collecté vers le vestibule ou plus bas, ce qui rentre bien dans la règle générale que nous avons imposée, l'infection de la pulpe par voie alvéolaire étant de beaucoup moins fréquente que celle par voie coronaire, c'est-à-dire par carie.

L'*entrave* la plus importante est la présence du
tartre (Galippe) qui détache la gencive du cément et
infecte de plus en plus la loge alvéolaire : ce tartre
donne lieu à deux sortes d'arthrites: *aiguë*, le coup de
fouet est donné par une infection générale de l'organisme quelle qu'elle soit, la grippe par exemple, ici le
traitement fait merveille, une séance ou deux suffisent
pour débarrasser de cette affection gênante ; *chronique*, le tartre se dépose dans des régions de plus
en plus éloignées du collet quoique bien souvent en
quantité infinitésimale, il n'en est pas moins le prin-
cipal obstacle à la guérison. Il suffit d'interroger le
malade pour se convaincre que l'on a presque toujours affaire à un arthritique en possession d'une des
différentes manifestations de cette tare (on exami-
nera les urines et l'on sera fixé) ou à un vieillard.
Souvenez-vous de l'axiome : On à l'âge de ses artères.
Il semble qu'à des troubles de la nutrition générale
puissent s'ajouter des troubles trophonévrotiques
dans certains cas, car si l'on perfore une dent, on
trouve une pulpe nécrosée ou contenant des dépôts
de dentine secondaire produits par irritation de la
pulpe.

Ces différentes formes d'arthrite alvéolaire se présentent à nous avec le même apparat : le malade se
plaint que ses gencives saignent facilement et sont
très douloureuses à la mastication (arthrite aiguë),
les dents sont ébranlées, et comme il ne peut, pour ces
diverses raisons, ni se brosser les dents, ni mastiquer
les aliments durs, le tartre s'accumule de plus en plus

au-dessous du collet, et le décollement gingival s'accentuant, la maladie devenue chronique à crises aiguës intermittentes peut nécessiter l'extraction de plusieurs dents. Si par un mouvement de pression sur la gencive, du vestibule au collet de la dent, on fait sortir du pus blanchâtre louche, mélangé de sucs alimentaires, le diagnostic est fait le plus souvent sans le secours du microscope et l'on n'a plus qu'à le contrôler en constatant le décollement avec une sonde fine introduite doucement dans l'alvéole, ce qui indique le degré de résorption de l'os.

Le traitement consiste à nettoyer la bouche, c'est-à-dire à enlever le tartre d'abord, mais pas seulement superficiellement autour de la couronne des dents, il faut descendre jusqu'au fond du clapier et quelquefois jusqu'à l'apex où se trouvent des particules infinitésimales qui, abandonnées, entraveraient la guérison.

Toute parcelle de tartre si minime soit-elle doit être rigoureusement enlevée. On voit donc combien ce nettoyage doit être fait minutieusement, puis à l'aide d'une sonde entourée de coton on fera le tour de la racine de la dent sans faire saigner autant que possible et sans forcer pour ne pas accroître le décollement afin d'enlever le pus, on fera laver la bouche avec une solution formolée ou à l'eau oxygénée, diluée, puis on injectera un peu d'eau oxygénée dans les clapiers, et après avoir essuyé la dent et la gencive avec une boulette de coton hydrophile, on promènera la sonde imbibée d'acide sulfurique pur dans tout l'alvéole. Cet acide, contrairement à ce que l'on pourrait croire, n'a aucune action destructive sur l'os ou le cément, il détruit quelquefois le liseré gingival, ce qui peut être un avantage appréciable.

Dans les cas ordinaires aigus, un seul pansement suffit; dans les cas chroniques, huit ou dix sont quelquefois nécessaires et la récidive est possible. On peut faire rincer la bouche avec une solution de bicarbonate de soude pour neutraliser l'acide après chaque introduction de la sonde; si l'on fait ces attouchements avec prudence et modération, cela n'est pas indispensable, mais n'offre pas non plus d'inconvénient. Tous les caustiques ont été employés et tous ont donné de bons résultats, le chlorure de zinc et le bichromate de potasse, l'acide chromique, l'acide lactique, mais celui qui donne les résultats les plus sûrs et les plus rapides est sans contredit l'acide sulfurique de Nordhausen.

Il va sans dire que pendant le traitement et le mois qui suit nous conseillons des bains de bouche quotidiens très fréquents précédés d'un massage sur la gencive pour chasser le pus qui maintiendrait l'irritation gingivale et le décollement. Enfin un badigeonnage de la muqueuse à la teinture d'iode avec tanin achèvera le traitement. (Hugenschmidt a bien mis au point cette thérapeutique.)

Inutile de faire des séances bi-hebdomadaires de pointes de feu comme on le fait trop souvent, on réservera ces cautérisations pour le cas où il y aurait des languettes interstitielles de gencive qu'il faudrait alors non pas brûler superficiellement mais enlever complètement. Dans certains cas très rebelles, alors que l'alvéole est à peu près disparu, il est utile (Dr Cruet) de détruire la partie gingivale qui forme un gros clapier et empêche la guérison ; néanmoins, il faut être prudent et réserver ce traitement seulement pour les cas désespérés (l'esthétique de la dent dont la racine est ainsi mise à nu recommande la prudence). La gencive se reforme quelquefois, mais le tissu osseux jamais. On peut être appelé à constater que mari et femme soient atteints en même temps de cette affection ; l'origine microbienne semble en effet expliquer cette contamination rare cependant, les microbes étant ici d'une faible virulence et demandant sans doute un terrain favorable à leur développement.

Chez certains sujets il ne faut pas hésiter à sacrifier une ou plusieurs dents trop mobiles, à clapiers suppuratifs abondants. Outre que leur guérison peut être douteuse, l'absorption du pus finirait par provoquer des dyspepsies et peut-être un peu de toxémie.

Généralement ces accidents ne provoquent pas comme les périostites et les ostéopériostites des désordres du système lymphatique ; si le fait se produisait, il ne faudrait pas hésiter à sacrifier la ou les dents en cause, on évitera ainsi l'intervention souvent trop hâtive et non justifiée du chirurgien qui ouvre et draine ou curette l'adénite, alors que l'extraction de la dent suffit dans l'immense majorité des cas.

Nous avons parmi nos observations celle d'une

malade opérée deux fois et morte peu de temps après
de sarcome mélanique, très intéressante en ce qu'elle
s'était présentée à nous avec une arthrite alvéolaire
intense nécessitant l'extraction de huit dents.

Cette dame était porteur d'un ganglion sous-maxillaire gauche qui a provoqué une double intervention
chirurgicale. Nous ne sommes pas éloigné de croire
que la porte d'entrée ait été la bouche, la seule lésion
du début ayant consisté en cette arthrite dentaire
suppurée et l'adénite, consécutive. Le ganglion, qui
était mobile au début, suppura et fut constaté mélanique à la première intervention.

Sinusite maxillaire.

La sinusite maxillaire peut se présenter sous deux
formes: sinusite catarrhale qui passe à peu près inaperçue, surtout du dentiste, et l'abcès du sinus ou
l'empyème de l'antre d'Hygmore ; ce dernier seul
nous intéresse. A part quelques cas d'infection par
voie nasale, la carie dentaire est presque toujours en
cause. Le signe le plus important, celui qui met sur
la voie le dentiste, est une dent cassée, grosse molaire,
prémolaire ou canine. Certaines sinusites ont pu se
produire dans une extraction difficile ou mal exécu-
tée, par perforation, avec un élévateur ou un davier,
du fond alvéolaire avec ou sans pénétration d'une
racine dans le sinus. Le laryngologiste est, lui, averti
par la suppuration nasale. Cela se conçoit, le malade

va trouver le premier pour une dent douloureuse avec périostite ou abcès alors qu'il demande conseil au second pour l'odeur fétide qu'il perçoit et l'écoulement qui l'importune.

Le dentiste ou le médecin doivent donc savoir diagnostiquer un empyème du sinus.

Voici en pareil cas la conduite à tenir :

Examiner la dentition du côté malade, voir s'il n'y a pas de vestiges de dents cassées, c'est-à-dire de racines ou une dent en mauvais état ayant provoqué des douleurs, du gonflement ou l'*allongement*, signes de périostite ou d'arthrite alvéolaire.

Ce point établi, l'interrogatoire fera connaître s'il y a eu par le nez un écoulement purulent dont le malade a *perçu la fétidité* (diagnostic différentiel avec l'ozène). Faire alors l'examen nasal ; on aura généralement dans ce cas de l'hypertrophie du cornet moyen, quelquefois des trois, avec ou sans polypes, et un écoulement de pus dans le méat moyen ; si le malade vient de se moucher, on le priera de tenir la tête inclinée sur la poitrine pendant cinq bonnes minutes ; si le pus est abondant, on aura au bout de ce temps dans le méat moyen le signe que l'on avait cherché en vain (Frankel, *Diagnostic différentiel de la sinusite frontale ou des cellules etmoïdale antérieures*). Le malade a eu quelquefois de l'œdème et de la douleur dans la région sous-orbitaire ou vers la fosse canine. Enfin le diagnostic doit être confirmé par le signe de Hering, c'est quelquefois le seul symptôme affirmatif au moment où le malade se présente.

Le malade assis en face de l'opérateur dans une
pièce obscure ou dans le cabinet, stores baissés à la
nuit, si l'obscurité n'est pas complète, une alèze ou
un drap recouvrant les deux têtes, on introduira une
petite lampe électrique (courant ou accumulateur)
dans la bouche du patient et ses lèvres serrées, on
doit obtenir une opacité du côté de l'empyème, plus
affirmatif encore par comparaison avec l'autre côté
s'il est sain (les deux côtés peuvent être pris). Ce
signe auquel il faut être bien habitué est quelquefois
incertain, on ne doit alors intervenir que lorsque l'on
aura trouvé du pus dans le méat. Le malade constate
lui-même cette différence dans la propagation des
rayons lumineux. Enfin on peut faire une ponction
exploratrice par l'alvéole, le méat moyen, le méat inférieur ou la fosse canine (1). Cet empyème, quelquefois rebelle, a été l'objet de tentatives nombreuses tant
au point de vue des médicaments ou antiseptiques à
employer qu'à celui des diverses phases opératoires.
On a réséqué la paroi alvéolaire jugale jusqu'en haut
du vestibule sur une grande portion, curetté et drainé
pendant un temps plus ou moins long le sinus. Luc a
pratiqué en outre un volet à l'ostium normal dans le
méat moyen par lequel il fait des lavages de la cavité,
il ferme rapidement l'ouverture vestibulaire. Nous
renvoyons aux traités spéciaux, ce mode de traitement étant reservé aux cas chroniques ou exception-

(1) Voir *Comptes rendus de stomatologie*. Communications
du docteur Mahu sur un signe spécial.

nels, ceux rebelles dans lesquels l'infection causale vient du nez ou lorsque le sinus cloisonné ne permet pas le traitement que nous allons indiquer et que nous désignerions volontiers par *traitement du dentiste*. La dent cariée ou les racines causales, généralement grosse molaire ou prémolaire reconnues, il faut faire une extraction *complète*, c'est-à-dire qu'on ne doit tenir aucun compte des désordres possibles tant du côté de la muqueuse que du côté de l'os. Une bonne précaution à signaler est l'application des rayons X pour diagnostiquer le nombre, la forme et la direction des racines. L'extraction terminée sans douleur — l'injection de cocaïne ou de stovaïne, eucaïne, nirvanine, etc., est ici toute indiquée — le stylet pénètrera facilement jusque dans la cavité et contrôlera le diagnostic par l'odeur que l'on percevra s'il y a lieu et par l'écoulement du pus; dans le cas contraire, avec un des trépans dont nous avons parlé à propos de la création d'alvéoles artificiels (réimplantation) on perforera la paroi osseuse qui sépare la cavité alvéolaire du sinus en maintenant solidement la pièce à main, car il va se faire une brusque et rapide échappée qui donnera la sensation très nette que l'ouverture est faite. Avec de grosses fraises métalliques spéciales on régularisera et agrandira le plus possible l'ouverture. Avec un appareil à douche placé à 40 ou 50 centimètres de hauteur, un irrigateur, une seringue ou tout autre instrument approprié, on donnera une injection sans trop de force en faisant pencher la tête du malade sur sa poitrine et en lui recommandant de

respirer tranquillement sans effort, la bouche ouverte :
le liquide lavera le sinus, chassera le pus et coulera
par le méat moyen. On fera passer ainsi au moins un
litre de liquide.

Quelques praticiens n'ayant pas de tour à leur
disposition emploient un petit tour à main (Gouguenheim) ou un trocart à main (Lermoyez). Nous avons
étonné bien des laryngologistes en leur montrant
avec quelle facilité et quelle rapidité les trépans montés sur tour électrique perforent la paroi osseuse du
plancher sinusien.

Plusieurs procédés peuvent être suivis ; celui que
nous considérons comme le meilleur ne nous ayant
jamais donné d'insuccès depuis dix ans que nous l'employons est le suivant (peut-être n'avons-nous eu que
des cas heureux) ; malgré cela nous devons l'essayer
même dans les cas les plus difficiles, toute intervention chirurgicale étant ainsi évitée. Nos malades ont
à se soigner très longtemps, quelques mois, un an
même deux, mais l'habitude des lavages quotidiens
étant prise, le traitement est suivi sans lassitude ni
ennui. Découpant des lanières de trois ou quatre
épaisseurs de gaze iodoformée à 3o p. 100, nous *bour-
rons le sinus* après le lavage et lorsque le liquide sort
à peu près inodore et sans pus ou grumeaux. Notre
collègue des hôpitaux, le docteur Aguilhon de Sarran, dans une communication récente à la Société
de stomatologie, a préconisé le coton phéniqué, nous
préférons la gaze que nous recommandons de bien
tasser et même de tordre légèrement une fois ou

deux de façon à ne pas laisser de fils dans le sinus, il faut que la muqueuse sinusienne soit entièrement tapissée et comprimée par la gaze. Une seule fois à l'hôpital, nous avons eu de l'œdème parce que la consultation étant bi-hebdomadaire, nous ne pouvions voir notre malade comme il aurait fallu ; cependant on doit prévenir le client de cet accident possible. Le bourrage doit être renouvelé quotidiennement pendant les cinq ou six jours qui suivent l'opération.

On prendra une empreinte et l'on fera un appareil en caoutchouc ou mieux en or sur lequel on pourra faire adapter une dent en porcelaine et une sorte de clou, de bouchon d'une dimension représentée par la longueur normale de la racine de la dent extraite, augmentée de l'épaisseur du plancher du sinus, on aura ainsi un appareil qui non seulement remplacera la dent absente, mais encore fermera hermétiquement le sinus et empêchera la gaze de s'infecter. La cavité a plutôt tendance à se resserrer. La suppuration diminue de plus en plus et généralement au bout de cinq à six jours le pansement peut n'être renouvelé que tous les trois ou quatre jours, jusqu'à ce qu'enfin elle soit complètement tarie.

Le tamponnement supprimé, le malade fait lui-même un lavage de son sinus comme il a été dit plus haut, deux fois par jour, et laisse ainsi la plaie se cicatriser très lentement. Il faut diminuer le bouchon en caoutchouc dur de plus en plus, de telle sorte que la muqueuse se referme petit à petit de la profondeur à la périphérie bien entendu.

Tous les liquides ont été employés : eau phéniquée, eau oxygénée étendue, eau iodée, borate de soude, permanganate de potasse, nitrate d'argent en solution très faible, acide borique, etc. De l'eau bouillie, des instruments aseptiques, voilà surtout ce qu'il importe de rechercher ; l'eau boriquée suffit bien souvent, mais nous préférons le permanganate de potasse en solution très étendue de 10 à 20 centigrammes par litre ; il a l'inconvénient de noircir les dents, mais un bon brossage annihile ce mauvais effet. Le liquide ne doit pas être projeté avec trop de force (plancher sous-orbitaire) ; il est bien entendu que les soins de bouche les plus rigoureux feront partie du traitement et que cette opération ne doit être faite, sauf urgence, qu'après un nettoyage buccal (tartre, caries, racines infectées, etc.).

Une bonne précaution aussi est d'introduire à l'aide d'un stylet recouvert de ouate quelques gouttes de teinture d'iode pure dans le sinus une fois ou deux par semaine après les lavages. Les polypes ou l'hypertrophie du cornet moyen pourraient intercepter le passage du liquide des lavages, ceci est l'affaire du rhino-laryngologiste, l'arrachement des polypes la cautérisation ou la suppression d'une partie du cornet ne sont pas du domaine de la stomatologie ; à moins de connaissances spéciales, on doit donc faire intervenir ce spécialiste.

Nous venons de parler de complications possibles

du *côté nasal* ; nous ne devons pas oublier que la périostite elle-même peut créer des accidents de voisinage au *côté de l'œil* (œdème de la paroi sous-orbitaire et de la paupière inférieure et même supérieure, névralgie, fistule sous-orbitaire pouvant être prise pour un abcès du sac lacrymal, phlegmon du plancher orbitaire par périostite ou plus fréquemment par sinusite, conjonctivite catarrhale (1), thrombose de la veine ophtalmique, etc.), que l'extraction de la dent ou l'ouverture du sinus guériront rapidement ; du *côté de l'oreille* (névralgies de la branche auriculo-temporale du maxillaire inférieur, de là est venue l'idée aux charlatans de la suppression de la douleur dentaire par cautérisation *du nerf de l'oreille* et l'habitude de mettre du coton dans les oreilles) ; du côté du nez (polypes, hypertrophie des cornets, œdème de la gouttière sous-nasale prise pour un anthrax, un furoncle, et inversement). Les cas les plus fréquents sur lesquels nous devons insister sont dus aux dents de sagesse qui, par voisinage, peuvent donner lieu à du trismus, à des phlegmons du pharynx, etc.

---

(1) Cas assez fréquent. Nous possédons un grand nombre d'observations de malades traités pendant longtemps par des oculistes avec insuccès alors que le traitement d'un kyste radiculo-dentaire ou le plombage d'une dent infectée ont suffi pour amener une guérison rapide.

Accidents dus à l'éruption difficile des dents de sagesse.

S'il peut y avoir des accidents dus à l'éruption des dents de lait ou de toutes les dents permanentes en général (Thèse Audy), ceux provoqués par la dent de sagesse, tant par leur gravité que par leur fréquence, tiennent à coup sûr le premier rang.

L'on sait que la sortie de cette dent a lieu de dix-huit à vingt-cinq ans et qu'elle demande quelquefois non seulement des mois, mais un, deux et trois ans pour faire son évolution complète, avec des poussées intermittentes de périostite et même d'ostéo-périostite dus à la rétention des liquides buccaux infectieux sous un capuchon muqueux; les liquides pénètrent le plus souvent par une ouverture large, alors que la dent est recouverte à moitié d'un bourrelet de gencive, mais quelquefois l'orifice de pénétration est simplement fistulaire, il peut être même inappréciable au point de faire croire à une infection à travers une muqueuse amincie ; l'épaisseur de la muqueuse ne doit pas nous intéresser, si nous admettons l'infection par le tissu gingival lui-même (infection vasculaire).

L'observation la plus récente et la plus curieuse parmi le nombre déjà grand que nous possédons est celle d'un malade à nous adressé par le docteur Demoulins, chirurgien des hôpitaux. Il s'agissait d'un phlegmon rétro et sous-maxillaire inférieur ouvert deux fois déjà provoqué par une dent de sagesse invisible, mais perceptible cependant après bien des recherches avec une sonde dentaire fine. Cette dent, qui évoluait *horizontalement* au milieu de la face externe du maxillaire inférieur sur la branche montante et en dehors, nous obligea à faire une ouverture au thermo-cautère dans le vestibule, empiétant un peu sur la joue, ouverture admettant le doigt facilement, après des dilatations successives à la gaze iodoformée. Lorsque nous jugeâmes l'intervention possible, après *une heure un quart de tentatives* et avoir essayé tous les daviers de notre collection, nous eûmes enfin la satisfaction d'amener au dehors l'objet du litige.

Cette extraction, en raison de sa longueur et de sa difficulté, surprendra sans doute les débutants qui nous liront mais semblera toute naturelle et sans exagération aux praticiens expérimentés. Ceci dit pour montrer combien la fistule était étroite et longue et partant rendait le diagnostic difficile (le malade avait quarante ans passés). Encore un cas où les rayons X sont d'un grand secours pour connaître la position et le volume de la dent ainsi que le nombre et la direction de ses racines.

Les accidents de périostite ou d'ostéo-périostite lorsqu'ils sont légers peuvent n'entraîner qu'un peu de douleur et passer pour ainsi dire inaperçus dans les bouches tenues proprement, cependant l'infection et la carie de la dent peuvent à la longue en résulter et amener de la pulpite, de la suppuration des fistules

cutanées et du trismus. Nous possédons l'observation d'un homme d'une trentaine d'années venu
nous consulter pour des douleurs assez violentes qui
l'empêchaient de dormir et dont le siège était
dans le fond de la bouche, de chaque côté, dans la
région de la branche montante des maxillaires infé-
rieurs; la radiographie nous a montré l'exactitude
du diagnostic que nous avions déjà posé, à savoir :
que les dents de sagesse quoique sous une couche
très épaisse de fibro-muqueuse, mais placées en direction vicieuse, faisaient levier sous les deuxièmes
grosses molaires qu'elles poussaient et ébranlaient un
peu et provoquaient de la périostite. Dans ce dernier
cas, il faut se tenir dans l'expectative armée, enlever
les dents de sagesse aussitôt que les accidents prennent de la gravité, aller même à leur recherche s'il y
a urgence, avec le thermo-cautère; l'on peut, d'après
certains auteurs, être obligé d'éliminer les deuxièmes
grosses molaires, il faut cependant être prudent et
ne pas être trop radical ; nous avouons n'avoir
jamais été acculé devant cette triste intervention. Si
les accidents sont bénins, les lavages de bouche indiqués plus haut au sujet de l'arthrite suffiront. S'il y
a du trismus, on arrivera, avec un ouvre-bouche
métallique, à rétablir petit à petit l'orifice buccal et
les mouvements de l'articulation temporo-maxillaire,
mais on doit se souvenir que cette dilatation agissant
contre la constriction des muscles masticateurs est
très douloureuse et demande à être faite très, très
lentement, en une ou plusieurs séances ; dans les in-

tervalles, il faut que le malade maintienne avec un coin de bois, un bouchon, etc., l'ouverture obtenue.

Les accidents les plus fréquents sont le phlegmon ou l'adéno-phlegmon de l'angle du maxillaire inférieur pouvant forcer la main au chirurgien. Cependant, on ne doit pas oublier que l'extraction de la dent doit précéder tout acte chirurgical. Cette extraction est souvent pénible, douloureuse, malgré la cocaïne, et très difficile ; une dent de sagesse est ou très facile ou très difficile à extraire en raison de sa position ou de la forme de ses racines pouvant varier à l'infini (soudure en un cône, courbure plus ou moins prononcée, divergence, etc.).

L'extraction faite, l'asepsie de la bouche suffit souvent pour ne pas dire toujours, si le pus ne s'est déjà fait jour au dehors, à travers la peau, si le maxillaire n'est pas en trop mauvais état ; même dans ce cas, par une hygiène sévère, la dent enlevée complètement sans fracture du maxillaire pouvant laisser des esquilles et sans nécrose, tout s'arrange à merveille, l'abcès fuse complètement dans la bouche (solution la meilleure) ou s'enkyste sous la peau, de telle sorte qu'une petite ouverture faite avec le galvano ou la plus petite pointe du thermo-cautère permet à la poche de se vider. Celle-ci ne tarde pas à se tarir, après quelques pansements et quelques attouchements iodés, sans laisser de traces par trop visibles. En principe, ces accidents peuvent par trop de *promptitude chirurgicale* produire des désordres sérieux tels que incision de la peau, curettage ou résection de l'os et cicatrice cutanée consécutive. La conduite à suivre doit être celle-ci : enlever la dent *complètement*, le mieux possible, après avoir abaissé le maxillaire inférieur jusqu'à l'ouverture normale habituelle ou à peu près, et recommander une asepsie buccale rigoureuse.

Dans les cas de fistule cutanée (dont l'orifice peut être plus ou moins éloigné de l'angle du maxillaire) ou de fistule complète (buccale et cutanée), il faut, alors que l'organisme réagit mal (lymphatiques, anémiques, syphilitiques, diabétiques, brightiques, etc.), faire des lavages à l'eau phéniquée ou oxygénée étendue au dixième par exemple introduire un crayon iodoformé après avoir touché la fistule dans toute sa longueur avec un stylet plongé dans la teinture d'iode. On peut aussi être obligé de drainer avec la gaze iodoformée, tout ceci rentre dans le domaine de la chirurgie, et nous ne voudrions pas faire l'injure à nos confrères d'insister davantage. Nous engagerons cependant à faire une injection de créosote au même titre que pour les fistules anciennes si cela est possible, et l'on pourra dans bien des cas ainsi avancer la guérison. Si une injection ne suffit pas, on peut sans inconvénient en faire deux, trois et quatre, à quelques jours d'intervalle.

Ce que nous venons de dire peut également s'appliquer aux adénites suppurées sous-maxillaires, géniennes, etc. Lorsque la suppuration n'a pas eu lieu, la dent ou les racines étant extraites, des compresses d'eau boriquée chaudes, matin et soir, pendant une demi-heure, sur ces adénites les feront disparaître sans laisser de traces cicatricielles.

Nous avons eu l'occasion de soigner une dame ayant une adénite génienne qui par suppuration détermina une fistulette cutanée après avoir donné une fistule vestibulaire inférieure, de telle sorte qu'une injection poussée par cette dernière remontait dans la poche du ganglion. L'ostium de la fistule gingivale était juste en regard de la racine antérieure de la première grosse molaire droite inférieure, la seule visible, la racine postérieure était complètement cachée, recouverte qu'elle était d'une gencive dure et sans la moindre ouverture. Après extraction de la racine proximale, la suppuration continuant, nous supposâmes qu'il pouvait y avoir un séquestre ou une deuxième racine cachée, la radiographie confirma nos prévisions. Nous n'insisterons pas sur le traitement et l'acheminement rapide vers la guérison : ouverture au galvano pour la recherche à la son le de la racine, destruction complète du capuchon muqueux, extraction. Cette observation est intéressante à deux points de vue (la dent avait été fracturée cinq ans auparavant) :

1° La présence d'une racine complètement recouverte par une muqueuse saine macroscopiquement, fait nié par certains auteurs.

2° La fistulisation vestibulaire bien nette d'une adénite génienne suppurée,

EXTRACTION DES DENTS

Considérations générales.

A l'heure actuelle les médecins de campagne sont satisfaits s'ils arrachent les dents convenablement; espérons qu'à l'avenir ils ne s'en tiendront pas là, il semble que surviennent des intentions de bon augure pour la conservation des dents de nos contemporains. Quelques-uns se décident en effet à s'intéresser au domaine buccal, terrain bien fertile si l'on sait l'exploiter (le mot pris en bonne part).

Il en est cependant encore qui renoncent à l'extraction, laissant ce soin à la sœur ou au maréchal ferrant, sous prétexte que leur manque d'habileté nuirait à leur réputation. Pourquoi n'ont-ils pas, étant encore étudiants, passé un mois dans un service dentaire hospitalier ? Ils auraient pu alors se familiariser avec les instruments, auraient emporté un bagage suffisant de conseils pratiques et auraient pu procéder eux-mêmes à quelques extractions sous l'œil bienveillant et expérimenté de leurs maîtres qui ne leur marchandent ni leurs heures ni leurs peines, laissant au temps et à la pratique le soin de compléter leur habileté manuelle au point de ne reculer devant aucune extraction même des plus difficiles,

Quel temps bien employé et que de regrets ultérieurs évités !

Pourquoi tous les médecins appelés à se livrer à ces opérations n'abandonneraient-ils pas, comme le font quelques-uns, leur clientèle pendant un certain temps pour acquérir cette petite science qui n'a rien de transcendant dans la majorité des cas ? Les cas sont rares en effet où la difficulté exige une main très experte. On s'imagine généralement qu'il faut déployer une très grande force pour arracher une dent ! Quelle erreur ! L'instrumentation des Japonais est résumée en leurs dix doigts, dit-on ! Le débutant déploie toujours une force cent fois plus grande que celle nécessaire; il serre la dent dans son instrument alors qu'il faut seulement la maintenir et la secoue tant qu'il peut de droite à gauche, de dedans en dehors et vice versa, ô combien inutilement, oubliant la manœuvre principale et indispensable que, vérité de la Palice, pour que la dent soit extraite il faut la *sortir* de l'alvéole.

Ces jeunes inexpérimentés sont tout étonnés de voir leur chef agissant avec la *plus grande douceur*, saisir la dent et la maintenir juste ce qu'il faut pour éviter le glissement du davier, évitant ainsi de la broyer comme une noisette dans une pince, puis, doucement, c'est-à-dire non brutalement, la luxer, une seule fois, et enfin tirer. Les cas où il est besoin de luxer la dent plusieurs fois sont rares; en résumé, la dent casse parce qu'on la serre trop et elle ne sort souvent pas parce que la luxation est incomplète et surtout parce qu'on ne la *tire* pas en dehors de la bouche.

Nos principes pris à la lettre, nous ne devrions donner de conseils que pour l'extraction de dents complètement perdues, c'est-à-dire à l'état de racines en quelque sorte; cependant nous devons tenir compte du manque de temps ou de la difficulté d'application de soins nécessaires. Nous devons penser aussi au cas où l'extraction d'une dent saine ou dont l'avenir est compromis (dents de six ans) est utile pour un redressement que la nature fera toute seule ou qui demandera l'intervention du médecin ou du dentiste. Nous décrirons donc l'extraction de toutes les dents ou mieux des dents d'une même catégorie. Il est évident que les incisives grandes et petites s'extraient de la même manière, de même pour les prémolaires premières ou secondes, et pour les grosses molaires de six ou de douze ans.

Des dents même découronnées et infectées peuvent être conservées si l'on veut s'en donner la peine et si l'on agit avec des instruments et des mains aseptiques. Telle complication, kyste, abcès même à grandes manifestations dont nous avons enseigné le traitement semble justifier une intervention radicale. Erreur, il faut d'abord essayer le traitement conservateur; de même pour les racines, il est préférable de les maintenir dans la bouche en les obturant de même façon que les dents, l'esthétique s'en trouvera mieux, les voisines ne se déchausseront pas ou dans de moins grandes proportions si elles sont bran-

7.

lantes ; si leur canal obstrué par de la dentine secondaire ne permet pas la désinfection jusqu'à l'apex d'une façon sûre, si elles provoquent de la périostite par *infection alvéolaire*, si elles sont la source de clapiers sous-gingivaux donnant mauvaise haleine ou d'œdème ou même d'un épulis, alors dans ces cas ne pas hésiter à les extraire, mais il ne faut pas ériger en principe que toute racine doit disparaître. Bien des appareils prothétiques sont d'un meilleur aspect par la conservation des racines, les dents artificielles pouvant être ajustées de telle sorte qu'elles ont tout à fait l'air d'émerger de la partie sous-gingivale et l'on évite ainsi la pose de dents très longues ou l'addition d'une fausse gencive en caoutchouc ou en porcelaine dont la couleur n'est pas souvent en harmonie avec celle de la muqueuse,

Extraction des dents de lait.

Inconvénients et avantages. — En principe, l'on doit conserver les dents de lait jusqu'à parfaite apparition des dents de remplacement qui, par anomalie, peuvent ne pas évoluer; aussi faut-il les soigner au même titre que ces dernières.

La carie des dents de lait provoquant aussi des douleurs de pulpite, d'arthrite et de périostite, on voit combien il importe de prévenir ces douleurs. En effet, l'enfant qui souffre ne dort pas, ne mastique pas les aliments, a de l'embarras gastrique pouvant aller jusqu'à la diarrhée et l'amaigrissement, etc.

Leur conservation est indispensable aussi pour maintenir l'espace nécessaire aux dents qui évolueront plus tard. Nous devons en cela suivre l'exemple donné par la nature qui fait évoluer la première grosse molaire ou dent de six ans avant toute autre.

Si par suite d'abcès ou de périostite on est contraint d'arracher une dent de lait, contrairement à ce qui se passe pour les permanentes, il y a peu de chance que les voisines de lait se rapprochent ou s'inclinent et que l'espace soit comblé; mais le tissu cicatriciel muqueux, plus dense par suite du massage masticatoire, et le tissu osseux, plus dur, opposeront une plus grande résistance à la sortie de la dent. Si l'on examine la fibro-muqueuse quelques mois après l'extraction on sera frappé de sa fermeté comparativement aux parties voisines. Le maxillaire se développera moins et sera une cause de chevauchement des dents permanentes par défaut de place. Il est un seul cas où la dent étant saine l'extraction des incisives, prémolaires, canines, de lait adjacentes soit permise (de deux maux il faut choisir le moindre), c'est lorsqu'il y a évolution en hétéropie ou chevauchement des dents permanentes et obstacle à la bonne harmonie; on peut dans certains cas être autorisé à faire de la place pour éviter un redressement ultérieur ; sur bien des sujets, l'extraction d'une prémolaire permanente suffit pour rétablir l'ordre ultérieurement. Quelques auteurs se refusent systématiquement à appliquer cette méthode, réservant pour plus tard un redressement artificiel ou sans manœuvres après extraction des quatre dents de six ans. Nous ne pouvons discuter ici les arguments sérieux invoqués par les partisans de l'une ou l'autre méthode, nous croyons qu'il faut être éclectique, chaque cas comportant son intervention spéciale dans un sens ou dans l'autre, et l'on ne doit pas être exclusif.

Les soins à donner aux dents de lait sont les mêmes que ceux donnés aux autres, mais l'on doit être prudent, la pulpe est très proche, c'est dire que la fraise ou la rugine doivent agir avec circonspection, il faut enlever vaisseaux et nerfs si besoin est et obturer selon les principes habituels (1).

Nous n'irons pas jusqu'à conseiller l'aurification ou l'emboîtement à l'aide de couronnes d'or, quoique ceci soit applicable comme chez l'adulte, mais la difficulté est beaucoup plus grande en raison de l'indocilité de l'enfant, de sa salivation plus abondante, de la résistance moindre et du volume moins grand de ses dents, etc. Cependant il n'y a pas contre-indication absolue.

Voici rapidement quelques cas d'hétéropie : La grande incisive médiane sort la première ; comme elle est de plus grande largeur que la correspondante de lait, si le maxillaire ne se développe pas suffi-

___

(1) Etre prudent en mettant un pansement arsenié, et surtout ne pas confondre une pulpe à nu avec le périoste interradiculaire.

samment, et si les dents de lait sont serrées ou très petites, elle manquera de place, restera en arrière ou tournera d'un angle x pouvant aller jusqu'à 90. Si l'on amène l'enfant à temps cette rotation n'aura pas lieu ou sera corrigée, par le sujet presque toujours, si l'on a soin d'enlever la dent de lait voisine, ici la petite incisive (nous supposons la grande incisive de lait tombée ou extraite); les mêmes faits se reproduisant pour l'incisive latérale, on agira de même en enlevant la canine temporaire ; dans l'ordre habituel la première prémolaire fait son apparition à sa place ou à peu près et antérieurement à la canine, ici la difficulté est évitée; l'hétéropie, si elle n'est pas trop prononcée, ne doit pas être corrigée de suite (dans le cas contraire le traitement peut varier, nous ne pouvons envisager tous les cas particuliers) parce que le traitement ultérieur rendu obligatoire par la canine permanente nous commande l'expectative.

Vient ensuite la canine permanente ; puisque nous manquons de place (nous avons extrait la canine de lait pour faire place à l'incisive, ne l'oublions pas), elle évoluera dans l'immense majorité des cas en dehors de la ligne de contact, et les parents viendront demander son extraction parce que surélevant la lèvre supérieure elle provoquera une sorte de difformité très appréciable surtout en haut ; ajoutons que c'est souvent la seule hétéropie que l'on constate ; lorsque le chevauchement de cette dent est tel que l'application du davier serait difficile sinon impossible, on peut provoquer une arthrite par l'application d'un anneau de caoutchouc autour de la dent sous son collet, dans l'alvéole (*procédé de la sœur*). La dent est ainsi ébranlée et peut être extraite avec la plus grande facilité.

Plusieurs cas se présentent : si la deuxième molaire de lait existe, on l'enlèvera et il y a quelques chances pour que tout rentre dans l'ordre, puisque la prémolaire de remplacement est moins large ; si la deuxième prémolaire permanente est déjà là, on regardera si la dent de six ans est cariée, de mauvaise consistance, si elle est crayeuse ou cristalline, claire c'est-à-dire fragile, si sa face centrale est érodée, creusée de profonds sillons, alors on l'extraira de préférence, car elle serait cariée plus tard, et partant de conservation difficile. Si la grosse molaire est bonne on peut sacrifier la deuxième prémolaire ou la première selon leur situation et selon que l'une ou l'autre faciliteront le résultat d'une bonne esthétique.

En principe, l'extraction est une mauvaise chose à cause de l'articulation. On peut être obligé d'extraire la dent antagoniste correspondante, et même les deux semblables de l'autre côté ; on voit alors les ennuis présents et futurs, surtout si une dent voisine est appelée plus tard à disparaître par carie ; mieux vaudrait donc faire le redressement sans aucun sacrifice, mais n'oublions pas que nous nous adressons surtout au médecin faisant de l'art dentaire, et non au spécialiste entièrement consacré à cet art. Enfin, bien souvent, l'extraction seule de la canine suffit pour remettre tout en ordre ; elle peut être conseillée en dernier ressort si l'on prévoit que sa disparition ne laissera pas un trop grand espace entre l'incisive latérale et la prémolaire.

En résumé l'intervention sera subordonnée au jugement et à l'habileté de l'opérateur, mais dans bien des cas on pourra simplifier les manœuvres par une simple extraction et même les rendre superflues, la nature et aussi la langue de l'enfant se chargeant de mettre tout en ordre dans bien des circonstances.

La radiographie doit être mise à contribution pour la direction des racines de dents permanentes à extraire.

VÉGÉTATIONS ADÉNOIDES

Nous nous sommes suffisamment étendu ailleurs (1) sur les rapports des végétations adénoïdes avec les déviations dentaires et les déformations de la voûte palatine, notre opinion n'a pas changé à savoir que les déviations et les végétations adénoïdes sont des symptômes concomitants d'une même tare ; scrofulose, lymphatisme, rachitisme, syphilis héréditaire, etc., mais ne sont pas la conséquence les unes des autres ; il y a ici entrave, arrêt ou trouble, dans le développement du maxillaire, d'*ordre général*. S'il nous est permis de nous mettre un peu en avant, voici le résultat de 27 observations d'enfants porteurs de végétations adénoïdes *pris au hasard* parmi les 201 examinés et opérés par nous pour notre travail ; 14 sujets de 6 à 12 ans nous ont donné 8 voûtes palatines normales, 5 légèrement atrésiées, 1 notablement atrésiée, une seule fois hétéropie de la canine exclusivement.

Treize sujets âgés de plus de 12 ans avaient : 7 le palais normal, 5 légèrement atrésié, 1 notablement atrésié ; 9 fois les dents étaient bien rangées, 2 fois

(1) Docteur Gourc : *l'Amygdale de Meyer, ses rapports avec les déviations dentaires et la voûte palatine en ogive.*

une incisive déviée et 2 fois toutes les incisives déplacées. On voit donc que sur ces 27 cas pris au hasard, la majorité est pour l'état normal, tant du côté palatin que du côté dentaire.

Il est des enfants porteurs de végétations adénoïdes obstruant la voix nasale — leur présence n'est nuisible qu'autant qu'elles empêchent l'accès de l'air — qui possèdent une voûte palatine parfaite et les dents en bon ordre, alors que d'autres qui ont leur voûte palatine ogivale avec ou sans déviation dentaires n'ont pas de tumeurs.

Si les enfants opérés de végétations adénoïdes respirant mieux se développent physiquement et même intellectuellement, leur voûte palatine ne se modifie pas pour cela complètement et l'esthétique ne s'en trouve pas corrigée. Cela ne veut pas dire que l'opération des végétations doive être négligée ; il faut au contraire débarrasser les enfants de cet obstacle à l'oxygénation complète de leurs poumons avant de procéder au redressement, car le port d'un appareil serait alors moins bien supporté.

L'opération des végétations adénoïdes en somme bénigne, à la portée du médecin, rentre donc très bien dans notre cadre. Son importance nous oblige à nous étendre sur ce sujet éminemment pratique.

Symptomatologie fonctionnelle. — L'enfant que l'on présente, s'il cause, a la voix nasonnée, dit pan-pan pour papa, c'est le premier fait qui frappera le médecin. On lui fera prononcer la phrase classique de Ruault : « Je n'ai pas mal à mon nez » et l'on entendra : « Je dai pas bal à bo dez. » Alors on ne s'occupera plus de lui pour détourner son attention, et lorsque ses regards ou sa pensée seront attirés ailleurs, on le verra bouche bée, respiration bruyante, toute buccale, de la salive humectant légèrement la lèvre inférieure, la lèvre supérieure écourtée laissant apervoir les incisives, l'œil éteint, l'air hébété presque idiot. La mère interrogée, si elle est tant soit peu observatrice et soucieuse de la santé des siens, répondra : « Mon enfant dort la nuit en ronflant, il a la bouche ouverte, est agité, il ne respire pas par le nez ; de plus, le matin il a la gorge sèche, demande à boire et racle de la gorge, enfin son oreiller est taché par de la salive épaisse et gluante. » Puis nous apprenons que l'enfant dérange ses camarades par le bruit qu'il fait à côté d'eux en respirant, qu'il a de l'inaptitude au travail, que ses maîtres ne sont pas satisfaits (aprosexie), qu'il a peu de mémoire, etc. Sans vouloir incriminer exclusivement les végétations adénoïdes de tous ces troubles psychiques, nous pouvons croire cependant que le lymphatisme et une surexcitation, ou une dépression nerveuse aidant, il n'est pas surprenant de voir ces manifestations malheureuses chez quelques-uns des sujets que l'on nous présente.

D'autres fois l'enfant se réveille tout à coup couvert de sueur, très oppressé comme s'il étouffait ; la famille affolée croit à une attaque de croup, fait appeler le médecin qui ne voit rien dans la gorge. Du reste, le sommeil revient bientôt, mais le médecin

et... la peur conseillent de montrer l'enfant à un spécialiste. C'est encore une des manifestations, souvent la première, la *laryngite striduleuse*.

Ailleurs on présente un enfant atteint d'écoule-
ments d'oreilles ou de surdité ancienne, c'est le
plus grave des symptômes ; heureux si l'on peut
espérer, sinon la guérison totale, du moins une
amélioration de l'ouïe incomplètement perdue ou
amoindrie. Néanmoins, les conséquences ne sont pas
toujours aussi graves, il peut n'y avoir qu'un peu
d'otite catarrhale que l'opération des végétations adénoïdes et quelques insufflations d'air à travers la
trompe d'Eustache feront disparaître. Nous n'avons
pu, à notre grand regret, établir une statistique des
cas de végétations adénoïdes compliqués de surdité
ou d'otite moyenne catarrhale ou suppurée, mais nous
pouvons affirmer que ces cas ne sont pas rares, aussi
insisterons-nous auprès de nos confrères et leur dirons-nous : « Pensez souvent, pensez toujours aux
végétations adénoïdes, n'attendez pas que l'écoulement auriculaire se produise, le mal serait grand
alors s'il n'était irréparable. »

D'après nos souvenirs, il y a une otite ancienne
ou récente sur dix adénoïdiens et nos devanciers
annoncent que, sur dix sourds, six environ sont d'anciens adénoïdiens.

Les crises d'asthme, le nasonnement, les troubles
de la voix, surtout chez les artistes, sont révélateurs
de l'affection qui nous occupe.

Enfin, chez les nourrissons (et ils ne sont pas rares,

3 sur 201 d'après nos observations), les végétations adénoïdes ne peuvent pas être reconnues par les trois méthodes d'examen que nous indiquons plus loin, mais il est des signes certains qui ne varient pas : l'enfant lâche tout à coup le sein, forcé qu'il est de respirer par la bouche, il ne peut donc bien se nourrir et ne profite pas, c'est un candidat à l'athrepsie ; de plus, il s'enrhume facilement, son nez, toujours obstrué, laisse écouler des mucosités : il a du coryza perpétuel. Que de nourrices ont été renvoyées alors que l'enfant seul était coupable ou plutôt le médecin, qui mettait sur le compte de la mercenaire des défauts ou des incapacités qu'elle n'avait pas !

Il reste là, cependant, un moyen de s'en assurer : c'est d'aller, avec la petite pince de Lubet-Barbon spéciale à cet âge, chercher la preuve et faire ainsi d'une pierre deux coups : le traitement et la confirmation du diagnostic ; la cavité est trop étroite pour laisser passer l'index, mais elle est largement suffisante pour l'introduction de la pince révélatrice.

Au résumé, les symptômes fonctionnels respiratoires sont : suppression ou diminution de la respiration nasale, essoufflement facile à l'ascension ou à la course (l'air arrivant au poumon ne s'échauffe pas et ne s'humifie pas par son passage à travers les cloisons nasales), ronflement la nuit, laryngite striduleuse avec, généralement, des sueurs profuses, etc., etc. La phonation est aussi troublée, les harmoniques des sons ne pouvant se produire comme lorsque le nez est largement ouvert et le cavum libre. Nous n'insisterons pas davantage.

Symptômes physiques. — Ils sont au nombre de trois :

1° *Rhinoscopie antérieure* ;

2° *Rhinoscopie postérieure* ;

3° *Toucher digital.*

L'aspect adénoïdien, les troubles fonctionnels énumérés plus haut seraient quelquefois suffisants pour poser un diagnostic ferme, mais celui-ci doit être rendu encore plus affirmatif par l'une des trois manœuvres dont nous allons parler, surtout la dernière, le toucher digital. Ces symptômes ont d'autant plus d'importance, que des gommes du pharynx occasionnant une obstruction nasale ont pu être prises pour des végétations adénoïdes.

1° *Rhinoscopie antérieure.*— La plupart des spécialistes en rhinologie trouvent peu décisif ce moyen d'exploration ; ce n'est, en effet, que dans des cas particuliers, alors que le nez est très dilatable et que les tumeurs sont implantées d'une façon toute spéciale, qu'on peut les apercevoir dans le speculum nasi. Il faut alors faire prononcer au sujet, adulte le plus souvent, la syllabe pa, pa, pendant quelques secondes, pour voir se soulever au fond de petites masses d'aspect particulier et facilement reconnaissables lorsqu'on peut les distinguer, mais ces cas heureux sont rares.

2° *Rhinoscopie postérieure* (réservée aux adultes). — Cette opération, souvent impossible même entre les mains d'habiles rhinologistes, quoi qu'en disent certains, se pratique au moyen d'un petit miroir rond de superficie à peu près égale à une pièce de 20 centimes ou de 5o centimes, inséré à angle obtus sur sa tige comme un miroir laryngien ordinaire.

L'abaisse-langue tenu de la main gauche, appuyant légèrement, on introduit le miroir à rhinoscopie postérieure dans le fond de la gorge après l'avoir chauffé à la flamme d'une lampe à alcool, face réfléchissante du côté du cavum, bien entendu, et l'on recommande au malade de respirer par le nez doucement, sans efforts et comme s'il était un peu essoufflé (respirations fréquentes mais douces), et surtout sans faire de mouvements de déglutition. La plupart du temps, nous le répétons à plaisir, malgré ces conseils, cet examen est rendu impossible par l'indocilité du malade, soit qu'il ne comprenne pas exactement ce qu'on lui demande, soit qu'on ait affaire à un névropathe (l'alcoolique est souvent aussi difficile à examiner).

Il faut y renoncer chez les enfants. Nous avons vu conseiller les badigeonnages du rhinopharynx et de la langue avec une solution aqueuse de chlorhydrate de cocaïne au 1/5e ou au 1/10e, mais l'examen n'est pas toujours rendu plus facile, car ce massage à la cocaïne, qui active la salivation très souvent, ajoute un mauvais facteur de plus.

Voici encore trois moyens que l'on peut employer :

a) La main gauche relève la luette et le voile du palais avec un relève-luette simple en forme de crochet plat et mousse, la main droite tient le miroir, un aide ou le malade tiennent l'abaisse-langue.

b) Le releveur de la luette de Schnitzler, qui se fixe à la lèvre supérieure, permet de supprimer l'aide.

c) L'aide tient le relève-luette ordinaire. L'opérateur a le miroir dans sa main droite et fixe de sa main gauche la langue plus facilement avec l'instrument spécial du docteur A. Courtade (1).

Disons tout de suite que le relève-luette donne souvent des nausées.

Quel que soit le procédé employé, si l'on réussit on voit par réflexion la cloison nasale, les choanes et en regard les tumeurs adénoïdes, puis de chaque côté, la trompe d'Eustache et la fossette de Rosenmüller. Ces organes ou cavités sont plus ou moins cachés par l'hypertrophie amygdalienne. Il est prudent de faire au préalable expectorer les mucosités par le sujet, à moins qu'on ne les enlève soi-même

----

(1) A un abaisse-langue fenêtré ordinaire est annexé un levier qui se fixe à des hauteurs variables pour pouvoir s'adapter aux différents âges ; sur la branche antérieure du levier glisse un croissant garni d'une lame épaisse de caoutchouc que l'on immobilise au point voulu en serrant une vis.

On se sert de cet instrument comme des autres abaisse-langues, le pouce étant placé sur la branche digitale du levier et le manche étant tenu avec les quatre autres doigts. On applique la lame sur la langue et on presse avec le pouce pour faire monter le croissant qui s'applique plus ou moins énergiquement, suivant le degré de pression exercé sur le bord inférieur du maxillaire.

avec un pinceau de charpie ou de coton hydrophile recourbé *ad hoc*.

3° *Toucher digital.* — Ici pas de précautions de ce genre à prendre, l'index nu ou recouvert d'un doigt en caoutchouc recourbé en crochet conduit dans le rhino-pharynx est le meilleur moyen, pour un médecin habitué à cet exercice, de reconnaître non seulement l'existence des végétations adénoïdes, mais encore leur volume, leur consistance et leurs points d'implantation.

Il ne faut pas se contenter d'une asepsie relative de l'index, on doit se brosser et savonner soigneusement les mains, nettoyer les ongles, enfin agir comme s'il s'agissait d'une opération chirurgicale, et l'on devrait à la rigueur donner au préalable une irrigation nasale pour balayer toutes les mucosités. Nous ne devons pas oublier, en effet, que le toucher va faire saigner les végétations (symptôme caractéristique) et, par conséquent, ouvrir une porte à l'infection en supprimant l'épithélium protecteur, et l'on ne doit pas ajouter une infection supplémentaire, car nous savons combien est grande la proportion de bactéries trouvées dans les examens bactériologiques.

Le toucher est affirmatif si l'on sent une masse molle comparable à un paquet de vers de terre, mais, comme il est dit plus haut, un clinicien expérimenté pourra localiser les tumeurs et indiquer leur nombre et leur volume d'une façon plus qu'approximative.

Chez l'adulte, l'examen est plus pénible en raison de l'éloignement du cavum pharyngien.

Pour éviter les morsures des enfants, on a inventé un doigt métallique qui est plutôt gênant et rend les sensations tactiles obtuses ; nous préférons l'un des deux moyens suivants :

L'enfant étant maintenu comme pour l'opération, les bras et les jambes serrés solidement, le pouce de la main gauche appuie la lèvre inférieure côté droit sur les dents du maxillaire correspondant, le médecin fait face au malade, ou bien l'opérateur debout à droite du sujet entoure la tête de celui-ci avec son bras gauche, enfonce avec son index la joue gauche de façon à la faire mordre. La morsure qu'il se fait à lui-même oblige l'enfant à garder sa bouche ouverte.

Complications. — Elles sont malheureusement fréquentes, nous les citerons seulement.

Otites catharrales et suppurées (avec les suites ordinaires ou graves), obstruction tubaire, suppuration, mastoïdite, surdité, abcès cérébraux; générales : inappétence, incapacité intellectuelle, faiblesse physique, etc., etc. Nous devons insister aussi sur la fréquence des angines et des laryngites aiguës, ce qui ne doit pas nous surprendre, eu égard aux constatations bactériologiques qui ont été faites, la respiration buccale amène aux poumons de l'air qui ne s'est pas réchauffé et humifié et n'a pas déposé dans la cavité nasale ses poussières microbiennes.

Diagnostic. — Le diagnostic repose :

1° Sur les troubles de la phonation;

2° Sur l'aspect général de l'adénoïdien (1) qui bouche bée ne peut respirer par le nez ;

3° Sur l'affirmation qu'il dort la nuit la bouche ouverte, ronfle et mouille de salive son oreiller ;

4° Sur l'un des trois examens décrits, mais surtout le dernier, le toucher digital.

Inutile d'ajouter que l'on doit toujours penser aux végétations adénoïdes alors qu'on vous présente un enfant atteint d'un ou des deux côtés, soit de diminution ou de perte de l'ouïe, soit d'otorrhée. Enfin les granulations pharyngiennes, l'hypertrophie des amygdales peuvent aussi quelquefois, par analogie, mettre sur la voie sans que cela soit un signe affirmatif.

Diagnostic différentiel (adultes et enfants). L'existence des polypes naso-pharyngiens peut faire commettre une erreur dans le miroir à rhinoscopie postérieure, mais le toucher, dans ce cas particulier et rare, fera sentir une tumeur plus dure, fibreuse, qui ne donne pas la même sensation au doigt explorateur ; de plus, cette tumeur a donné lieu à quelques petites hémorragies spontanées, ce qui ne se produit pas avec les végétations ; enfin si la tumeur est petite, l'examen histologique tranchera le diagnos-

(1) Nous admettons l'expression facies adénoïdien d'un usage courant, mais nous désignons ainsi l'enfant : dolicocéphale qui a la bouche ouverte, ne respire pas par le nez, etc.; nous n'acceptons ce facies que comme symptôme concomitant des végétations adénoïdes et non causé directement par celles-ci.

tic ; si elle est grosse, elle dépasse le voile du palais, et les végétations adénoïdiennes n'atteignent jamais ces dimensions.

Les fosses nasales peuvent être oblitérées par étroitesse congénitale, par de la rhino-pharyngite avec hypertrophie des cornets, par des déviations ou des crêtes de la cloison, par des polypes muqueux, enfin par des hématomes ou des abcès de la cloison. Dans ce dernier cas, le speculum nasi sera d'un grand secours, et l'aveu d'un traumatisme antérieur direct ou indirect sera un renseignement de premier ordre pour le diagnostic de l'abcès ou de l'hématome. Le cancer ne peut être confondu en raison de l'âge auquel il survient, et de son aspect macroscopiquement ulcéré ; du reste, les douleurs lancinantes l'adénite, les hémorragies, l'envahissement rapide, l'odeur de l'haleine et la cachexie mettraient sur la voie

La syphilis tertiaire, enfin, sera distinguée par les commémoratifs et surtout par l'amélioration obtenue avec le traitement mixte iodo-mercuriel.

Traitement de l'épaississement adénoïdien ou des tumeurs assez petites pour ne donner lieu à aucun trouble. — Lorsque les tumeurs adénoïdes sont de petit volume, ne sont pour ainsi dire qu'une trouvaille exploratrice, par le peu de troubles occasionnés, où se trouvent sous forme d'épaississement plutôt qu'à l'état de tumeurs, il est indiqué de ne pas intervenir et un traitement général anti-scrofuleux peut seul être prescrit, c'est-à-dire : l'hiver, l'huile de foie de morue ambrée de préférence ; l'été, la teinture d'iode par gouttes, le vin ou le sirop iodotannique simple ou phosphaté, le sirop d'iodure de fer, les bains de mer ou le séjour dans une station thermale d'eaux chlorurées sodiques surtout, Salies-de-Béarn, ou bien sulfurées sodiques, Challes, ou bien au Mont-Dore; celles-ci sont faiblement minéralisées et paraissent agir, prises à l'intérieur, par l'arséniate de soude qu'elles contiennent à la dose d'un milligramme par litre.

On peut y joindre quelques attouchements à la résorcine, à la glycérine iodée, à l'huile mentholée. Ces badigeonnages, pénibles et douloureux, sont généralement refusés des malades et, du reste, ne sont pas plus actifs que les insufflations de poudre médicamenteuse.

Lorsqu'il y a une poussée aiguë, consécutive la plupart du temps à une atteinte de coryza, il suffit de prescrire quelques irrigations nasales suivies de l'introduction, avec le doigt, d'un peu de vaseline légèrement boriquée, mentholée, cocaïnée.

Traitement des tumeurs proprement dites. — Le même traitement général leur est applicable, mais rappelons-nous que le séjour de la mer est nuisible aux adénoïdiens dont l'oreille n'est pas indemne.

De l'avis général, le traitement par badigeonnages du cavum avec une solution aqueuse de résorcine à parties égales n'a jamais donné un résultat certain. Le seul traitement utile et réellement efficace est celui dont nous allons parler maintenant : le traitement chirurgical.

Traitement chirurgical. — Contre-indications. —
Il n'y a pas lieu d'opérer lorsqu'on a affaire à un
sujet hémophilique, diabétique, albuminurique, atteint d'une maladie fébrile quelconque : rougeole,
scarlatine, grippe, etc., ou bien de diphtérie, de
tuberculose ou d'une maladie de cœur, on comprend
suffisamment pourquoi. De même, s'il y a une épi-
démie dans la commune, le quartier, la maison ou
la famille, il vaut mieux attendre.

Traitement préopératoire. — Certains laryngologistes exigent que le malade à opérer fasse au préalable, pendant quelques jours, des irrigations nasales
matin et soir, à l'aide d'un siphon Weber, avec de
5oo grammes à 1 litre d'eau boriquée chaude à 45° ;
quelques spécialistes, adversaires résolus de cette
manière de faire, badigeonnent le cavum avec une
solution aqueuse de résorcine au cinquantième, ou
bien insufflent un mélange à parties égales d'aristol
et de sucre de lait ; on peut introduire des pom-
mades à base de menthol, d'acide borique et de vaseline par simple aspiration ; ce dernier moyen est le
meilleur : nous conseillerions volontiers l'une des
deux formules suivantes :

   1° Salol. . . . . 10 centigrammes
     Menthol. 5   —
     Vaseline. . . . . 15 grammes

  ou

   2° Iodoforme pulvérisé . .)
     Menthol.. . . . . } àà 5 centigrammes
     Vaseline.. . . . . 15 grammes

Les douches nasales doivent être données avec précaution, la tête penchée *fortement* sur la poitrine pour que le liquide coule de son propre poids, et sans efforts violents, d'une narine pár l'autre si possible, la bouche largement ouverte sans contracture du voile palatin (la respiration se fait très bien ainsi); elles doivent être rejetées systématiquement chez les enfants indociles et ne doivent jamais être données de force, on ne doit pas non plus se moucher après, sous peine d'otites, consécutives à l'introduction de liquides dans l'oreille moyenne par la trompe d'Eustache.

Moyens opératoires. — Il serait beaucoup trop long, et tel n'est pas notre but, de décrire tout l'arsenal d'instruments inventés; nous citerons les principaux, renvoyant pour leur mode d'emploi aux traités spéciaux; nous ajouterons que nous sommes d'avis d'opérer en une seule fois, sauf chez l'adulte où l'on pourrait dans quelques cas craindre une hémorragie. Au début, l'on faisait l'écrasement ou l'arrachement des végétations adénoïdes avec l'ongle de l'index, dont l'asepsie devait être parfaite; de là naquit l'ongle chirurgical de Motais. Les Anglais et les Américains emploient quelquefois encore ce procédé, que l'on réserve, en France, au cas où les végétations sont de petite importance. Quelques auteurs, Chiari, Zaufal, se servaient de serre-nœud et opéraient par le nez; d'autres cautérisaient les tumeurs avec des caustiques chimiques (acide chromique, azotate d'argent fondus sur des porte-caustiques spéciaux [Meyer, Politzer, Lœvenberg]) ou avec le galvano-cautère.

Le docteur Oudin, sur les instigations du docteur Gouguenheim, a fait quelques tentatives avec des courants à haute fréquence, mais les résultats n'ont pas été favorables.

Certains se contentent de faire un curettage avec les couteaux annulaires, ou curettes de Trautmann, Gottstein, Hartmann, l'adénotome-guillotine à coulisse de Schultz, enfin la curette galvanique de Rousseaux, peu employée.

Quelques-uns emploient la curette de Gottstein lorsque les tumeurs sont d'un petit volume ou qu'il y a un épaississement considérable; lorsque les tumeurs sont grosses, la curette leur paraissant insuffisante, ils utilisent le procédé mixte suivant :

Une pince de Loevenberg (modifiée par Chatellier, Mathieu et d'autres, car chaque auteur a sa pince spéciale) enlève d'abord les grosses tumeurs, et la curette d'Hartmann, tranchante latéralement, sert à égaliser le terrain en fauchant en haut, sur la partie médiane, et latéralement du côté des trompes. Pour un opérateur habitué à cet instrument, il n'est pas, à son avis, de moyen plus sûr d'aller racler les parties latérales du cavum et d'égaliser la muqueuse; de plus, avec cet instrument, l'on ne peut faire de déchirures, comme cela est à craindre avec la curette de Gottstein, par exemple, qui est bien plus large et avec laquelle on agit plus brutalement, prétend-on à tort. Nous sommes partisan de la curette de Gosttein, qui suffit amplement dans la plupart des cas.

Pour le nourrisson, il faut utiliser la petite pince spéciale, à courbure brusque, pince de Lubet-Barbon, et l'on ne curette pas.

Procédé mixte. Manuel opératoire. — L'aide prend l'enfant entre ses genoux, de façon à lui maintenir solidement les jambes ; son bras gauche enserre le thorax et les bras (dans une alèze) de la main droite, il maintient la tête en appuyant sur le front ; l'occiput repose sur la poitrine de l'aide, la tête doit être un peu penchée en arrière. Ainsi solidement fixé, l'opérateur prend l'abaisse-langue de la main gauche et force l'enfant à ouvrir la bouche en lui pinçant le nez s'il résiste (1) ; l'ouvre-bouche est plutôt embarrassant qu'utile. La main droite introduit la pince fermée derrière le voile, jusqu'en haut du cavum, en son milieu. On ouvre la pince et on la ferme sur une tumeur, on tord l'instrument, on le retire et on dépose la partie arrachée sur une compresse stérilisée ; on recommence ainsi à gauche et à droite, autant de fois qu'il est nécessaire, et l'on égalise ensuite le champ opératoire avec la curette d'Hartmann.

Procédé de la curette de Gottstein. — L'enfant maintenu et anesthésié, on introduit la curette, dont la grosseur doit être proportionnée à l'âge (trois numéros courants), derrière le voile en soulevant ce der-

---

(1) Nous supposons l'enfant au réveil ; s'il est anesthésié, on peut être obligé de vaincre la constriction (anesthésie mal faite) avec un ouvre-bouche, mais c'est une perte de temps regrettable, l'opération demandant à être faite rapidement, l'anesthésie n'étant pas de longue durée.

nier et tout à fait en haut, puis successivement de haut en bas. On racle fortement les parties latérales et la partie médiane au moins deux fois pour être sûr de ne pas laisser de végétations. Bien entendu, l'instrument doit être solidement maintenu par la main qui opère, comme un couteau à découper, l'index sur le manche, ou encore à pleine main, le poing fermé, lame tranchante en haut.

Anesthésie. — Une recommandation importante est de n'opérer le sujet que chez lui, dans sa chambre, et non dans le cabinet du médecin : on évite ainsi au malade de sortir et, partant, de se refroidir, ce qui pourrait amener les conséquences auriculaires que l'on sait.

Le protoxyde d'azote n'est pas employé parce que la durée de l'anesthésie est trop courte et qu'il faut un matériel assez encombrant.

L'éther et le chloroforme, plus dangereux, ne sont pas utilisés, car il faudrait opérer le malade couché, et l'afflux du sang dans les voies respiratoires compliquerait singulièrement l'opération (position de Rose, trachéotomie préalable, canule de Trendelenburg).

Le bromure d'éthyle, le chlorure d'éthyle, ou leur mélange permettent d'opérer le malade étant debout ou assis ; hâtons-nous de dire qu'on ne doit les employer que pour les enfants âgés de 2 à 15 ans ; au-dessous, l'anesthésie est inutile ; au-dessus, il suffit de faire un badigeonnage du cavum avec une solution aqueuse de chlorhydrate de cocaïne au cinquième ou une insufflation avec un insufflateur spécial de

Gouguenheim ou de Lubet-Barbon, contenant dans leur récipient : sucre de lait et chlorhydrate de cocaïne, par exemple, ou bien sucre de lait, 4 parties, et chlorhydrate de cocaïne, 1 partie (1).

Brométhylisation.— Le sujet maintenu comme plus haut, et surtout débarrassé de tout lien ou vêtement constricteur, d'un seul coup, et non goutte à goutte, on verse 5 grammes de liquide sur une compresse, ou mieux sur le morceau de flanelle cousu sur un petit masque spécial en fil de fer qui empêche toute arrivée d'air. Alors la pupille se dilate, la face prend une teinte rosée, l'aide nous dit que le sujet se laisse aller, a les bras ballants et tend à glisser, la face est un peu vultueuse, le réflexe cornéen disparaît : c'est le moment d'opérer et rapidement, c'est alors en effet que peut survenir la contraction musculaire qu'il faut éviter : on ne pourrait baisser la mâchoire inférieure, il faudrait employer l'ouvre-bouche ou redonner du bromure. Une ou deux minutes suffisent pour l'anesthésie, la quantité de bromure varie de 5 à 3o grammes, l'on ne doit pas dépasser cette dose, la dose moyenne est de 10 à 15 grammes.

La durée anesthésique est de 2 à 3 minutes, rarement plus : c'est dire qu'il faut aller vite (2).

(1) La grande quantité des anesthésiques à base de chlorure ou bromure d'éthyle mis à la mode par des dentistes a lieu de nous surprendre et de nous effrayer, car la seule anesthésie au bromure d'éthyle que nous ayons vu faire sur un *adulte* a été suivie de mort (il s'agissait de l'extirpation d'un orgelet).

(2) Pour plus de détails, consulter la thèse de notre con-

Lubet-Barbon se sert de bromure d'éthyle mitigé, c'est-à-dire mélangé de 10 ou 15 p. 100 d'éther (c'est le meilleur).

Hamon du Fougeray donne quelques gouttes de chloroforme après le bromure d'éthyle.

On comprend que nous ne nous étendions pas sur la nature chimique de ce produit, contentons-nous de dire qu'il faut l'employer pur ou mélangé d'éther.

Le chlorure d'éthyle pur ou mélangé d'éther et de chlorure de méthyle (sous différents noms commerciaux) est aussi employé avec succès.

Enfin, des badigeonnages à l'huile mentholée et gaïacolée à 1 p. 100 ont été essayés, mais nous croyons ce mode d'anesthésie peu efficace, après l'avoir essayé en chirurgie dentaire.

Soins post-opératoires. — Pour détacher les caillots encombrants ou les débris de tumeurs, on donne une irrigation nasale avec de l'eau boriquée chaude, à l'aide d'une seringue en métal, de 250 grammes environ, on obture les oreilles avec du coton hydrophile et l'on recommande de bien couvrir l'opéré, d'éviter qu'il ne se refroidisse (car il doit garder le lit deux jours et le repos absolu à la chambre pendant huit jours) (1) ; on fait continuer les prises de pommade antiseptique pendant quelque temps.

frère et ami le docteur Texier, de Nantes : *Du Bromure d'éthyle en otorhinologie.* Paris, 1895. Steinheil, éditeur.

(1) Les premières heures, faire *avaler* (et non sucer) par cuillerées de la glace coupée en morceaux très très fins; diète complète ou presque complète, un peu de champagne

Il faut souvent aussi enlever les amygdales hyper-
trophiées ou intervenir dans la cavité nasale s'il y.a
lieu.

Quelques spécialistes font des badigeonnages post-
opératoires avec eau phéniquée au 1/20 ou eau oxygénée à 12 volumes antiseptiques et hémostatiques à
la fois ; certains prescrivent des irrigations au subliné
à 2 p. 1.000 ou au perchlorure de fer (une cuillerée
à café par demi-litre d'eau froide), à la résorcine au
1/100, c'est inutile, douloureux et dangereux.

Lermoyez fait des insufflations de poudre d'aristol
et sucre le lait, ou introduit de la vaseline dermato-
lée au cinquième. Enfin, quelques auteurs (cela ne
nous paraît pas indispensable) font, chez les très
jeunes enfants, une insufflation, donnent un coup de
poire de Politzer.

Complications. — Ces complications sont ou opératoires ou consécutives.

Opératoires. — Luxation du maxillaire par l'abaisse-
langue, avulsion d'une dent, blessures du voile
du palais, fracture du vomer, chute des tumeurs dans
le larynx, hémorragies sont des raretés ; l'avulsion
d'une dent de lait est évidemment de moindre importance. Quelquefois une hypertrophie postérieure du

le lendemain, alimentation liquide froide, lait et bouillon, puis
ensuite, pendant la semaine que le malade doit encore garder
la chambre, ne donner que des purées, de la viande hachée,
des œufs, etc., tous aliments n'exigeant pas la mastication,
c'est-à-dire des efforts pharyngiens pouvant provoquer une
hémorragie.

cornet inférieur (queue de cornet) est détruite en même temps ; si le délabrement n'est pas trop grand, on supprime ainsi une cause d'obstruction nasale ; c'est donc plutôt un avantage qu'un inconvénient ; néanmoins une hémorragie peut survenir, mais un bruit sec (fracture du cornet) met en éveil ; le lambeau que l'on ramène confirme la faute opératoire et prévient par conséquent de cette complication possible.

Contre cette hémorragie on pourra badigeonner le cavum avec eau oxygénée, solution d'antipyrine à parties égales, de cocaïne au dixième, d'adrénaline ou d'un mélange de ces solutions, etc. Il reste enfin le moyen terme, c'est-à-dire le tamponnement postérieur des fosses nasales avec une mèche de gaze iodoformée maintenue en avant par un fil passant par le nez et fixé sur la joue avec un peu de collodion.

Quant à l'hémorragie post-opératoire, c'est un fait rare (il est bon néanmoins d'être prévenu) ; elle peut être due à une anomalie artérielle. Nous avons eu l'occasion de constater ce fait : une branche sinueuse de la pharyngienne ascendante située sur le pharynx postérieur, dont on voyait très facilement les battements lorsqu'on aplatissait la langue de l'enfant.

Cette constatation fut faite, heureusement, au moment où l'on allait opérer, ce qui permit d'éviter un accident possible, ou tout au moins une alerte pénible.

Les complications consécutives, telles que fièvre violente, catarrhe diffus du pharynx, abcès rétropharyngien, amygdalite lacunaire, adénophlegmon cervical, tuberculose, sont rares et peuvent être mises sur le compte d'une affection latente, que l'opération réveille ou aggrave, ou d'une infection occasionnée par des instruments insuffisamment stérilisés.

La plus commune est certainement l'otite moyenne catarrhale ou suppurée, pouvant aller jusqu'à la mastoïdite, par suite d'irrigations nasales avec de l'eau septique, ou si l'opérateur s'est servi d'instruments malpropres, ou bien si le sujet a eu froid après l'opération.

EXTRACTION DES DENTS

Règles générales. — Cette opération, la plupart du temps facile, exige, dans certains cas, un coup d'œil, une sûreté de main mettant à l'épreuve l'habileté de l'opérateur, mais elle ne doit jamais être faite brutalement ; on doit extraire une dent avec douceur, la brutalité exagérant beaucoup la douleur ; les élèves sont souvent étonnés de voir à l'hôpital un opérateur habile extraire une dent presque sans douleur, alors qu'il n'y a pas eu d'anesthésie ; il suffit de regarder, pour s'en convaincre, les photographies reproduites dans cet opuscule.

Les instruments, ou daviers, doivent être stérilisés (après leur emploi, on les fera bouillir dans de l eau contenant du borate ou du carbonate de soude : cristaux de la ménagère), ils seront ensuite séchés et maintenus à l'étuve pendant une heure un quart à une heure et demie, à 130°.

Lorsque le malade se présente, on doit d'abord lui demander pourquoi il vient et dans *quelle région* est la douleur, mais non quelle est la dent qui le fait souffrir : c'est à l'opérateur seul à faire le diagnostic, on ne doit pas oublier en effet que le patient indique souvent une dent assez éloignée de celle réellement malade, ou bien même à l'autre maxillaire; demander si la dent est douloureuse spontanément, la nuit, sensible au chaud ou au froid (pulpite), si elle est allongée, molle, comme en caoutchouc, dépassant le niveau normal, empêchant la fermeture de la bouche en raison de la douleur que provoque cet acte, etc. (arthrite).

Muni de tous ces renseignements, on prendra son miroir, en évitant de se *précipiter* sur la dent avec une sonde pour éclairer le diagnostic; on regardera bien avant de toucher et l'on évitera surtout de faire souffrir le malade, duquel on perdrait la confiance; au besoin on débarrassera la dent du tartre qui l'engaine, s'il est en abondance, l'extraction sera plus facile, le davier pénétrera mieux sous le collet sans déraper.

Le diagnostic précis terminé, il ne faut pas encore prendre un davier. Chaque extraction demande un examen approfondi — le mot n'est pas trop fort —; il faut, avant d'opérer, savoir exactement ce que l'on a à faire, si la dent est fragile, si l'on doit séparer les racines, si elle est mobile, s'il y a de l'arthrite ou de la périostite, un abcès, une fistule, si son exérèse est facile, resserrée qu'elle peut être entre deux voisines au point d'exiger une grande attention pour ne pas luxer une de ses deux collatérales; voir également si un décollement gingival ne peut pas se produire, surtout pour la dent de sagesse

(dans ce cas luxer et tirer avec précaution), si la racine
est étroite ou large, si elle est profondément enfoncée
sous un capuchon gingival que le thermo ou le galvano devront détruire, si elle est longue (cette mesure nous sera donnée par la sonde introduite dans
le canal).

Donner au malade un verre d'eau tiède aromatisée ou additionnée d'un antiseptique faible et le
prier de se rincer fortement la bouche afin de l'aseptiser un peu ; si cela ne suffisait pas, l'opérateur
laverait lui-même la dent à extraire, à plusieurs reprises, avec le jet d'une seringue contenant un peu du
liquide précédent, après l'avoir débarrassée, légèrement, avec du coton, enroulé à l'extrémité d'une
sonde ou d'un excavateur, de tous les détritus organiques qu'elle peut contenir.

Voir encore sa résistance d'après l'état *structural*
des autres : si elle est crayeuse, vitrée ou solide, se
méfier des dents d'arthritique ou de vieillard, de
fracture facile, voir sa résistance propre eu égard à
l'épaisseur de ses parois, à sa position défectueuse,
à la difficulté de pénétration ou de placement de
l'instrument, etc. Un opérateur exercé voit tout
ceci en un clin d'œil ; si c'est une racine, faire le
tour de son bord libre avec une sonde pour la limiter
sans provoquer l'hémorragie gingivale, qui pourrait
gêner beaucoup ; si c'est une prémolaire supérieure,
pénétrer dans le canal central ou dans les deux
canaux, palatin et jugal ; l'on saura ainsi s'il y a
une ou deux racines à extraire, voir si elles sont

séparées, s'il y a une cloison alvéolaire assez large pour obliger à les luxer à l'élévateur séparément plutôt que les extraire ensemble, la difficulté pouvant être grande, au point de provoquer l'extraction de grosses portions osseuses et même faire patauger dans une sorte de cloaque duquel on ne sortira que des parcelles alvéolaires et pas du tout l'apex des racines !

Avant tout, autant qu'il est possible, on doit pour ainsi dire voir la dent ou les racines à extraire comme si on en avait une radiographie; il ne restera plus qu'à choisir l'instrument le plus propice, celui qui rendra l'opération la plus simple possible.

Il existe un *davier pseudo-universel*, nous nous en servons quelquefois, de même que, l'ayant sous la main, il nous arrive aussi d'arracher une dent du bas avec un davier servant à l'extraction des dents du haut; mais l'on ne doit se permettre ces dérogations que si vraiment l'on est sûr de soi. Nous veillons toujours à ce que nos élèves choisissent bien leur instrument, ceci dit pour les extractions difficiles, bien entendu.

L'instrument ou les instruments, s'il juge que plusieurs seront nécessaires, placés à la portée de l'opérateur (1), entourer le malade d'une serviette, pour

---

(1) Si l'on a, par exemple, une grosse molaire du haut à enlever, même si elle est en très mauvais état, on peut avoir la présomption que le davier *ad hoc* enlèvera le peu de couronne, qui reste et les trois racines en même temps; on doit faire cet essai. Si l'on ne réussit qu'à casser un peu plus

éviter de le salir, puis lui faire rincer la bouche, et l'instrument tenu convenablement dans la main droite, sans trop le serrer avant de l'appliquer, on entourera et maintiendra solidement la tête dans son bras gauche quand cela est indiqué.

A l'Hôtel-Dieu, où il existe encore quelques fauteuils vieux modèles, nous montrons à nos aides que nous maintenons même le pied du fauteuil avec la jambe, ceci dit pour expliquer qu'il faut condamner le patient à l'immobilité la plus grande, car il va probablement réagir, souvent très vigoureusement; puis placer l'instrument doucement sans mouvements brusques mais d'un seul coup, ne pas l'insinuer dans l'alvéole par secousses ou reprises successives si possible, ce sont autant de manœuvres douloureuses, inutiles presque toujours, luxer sans serrer le davier — une luxation en dehors suffit le plus souvent — (1), puis enlever d'un

la couronne, ne pas se décourager et prendre le séparateur ou l'élévateur, ou le davier à racines. Il faut donc avoir préalablement préparé tous ces instruments à la portée de sa main.

(1) Nous donnons ici notre façon d'opérer que nous considérons comme moins douloureuse, moins impressionnante, puisqu'une seule luxation de dedans en dehors suffit; mais nous ne réprouvons nullement le procédé habituel, généralement employé, qui consiste à aller par petites luxations successives, de moins grande envergure. Notre procédé ne demande qu'une luxation plus large il est vrai, mais très lente et permettant à un opérateur habile d'avoir, dans la main qui opère, la sensation très nette de la résistance à l'extraction ou de la facilité avec laquelle cette dernière se

seul coup, c'est-à-dire en chassant la dent de son
alvéole, comme un clou ébranlé qu'on arrache ;
nous insistons sur ce point, car c'est le défaut capital de tous les débutants sans exception ; la dent
luxée, bien luxée même, ils la secouent de dehors
en dedans et vice versa, la sortent légèrement de
l'alvéole, l'y rentrent à nouveau, à plusieurs reprises,
torturent le malade, ô combien ! alors qu'il suffit
d'une traction du davier selon l'axe de la dent de la
profondeur à la périphérie, le mouvement de sortie
du bouchon d'une bouteille en un mot.

L'extraction terminée, les mêmes lavages de
bouche doivent être conseillés ; s'il y a un abcès,
généralement il se vide par l'alvéole, exceptionnellement le bistouri ou le cautère ont à intervenir ; quoi
qu'il en soit, il faut vider l'abcès, le laver et au besoin
le drainer avec une mèche de gaze iodoformée que l'on
changera le lendemain ; s'il y a beaucoup d'œdème,
une application d'ouate à l'extérieur avec une cra-
vate bien serrée, une compression énergique, feront
disparaître l'enflure ; éviter de provoquer la formation d'esquilles et surtout, s'il y en a, ne pas les laisser,
car la cicatrisation serait retardée jusqu'à leur éli-
mination complète ; l'on voit des malades revenir
quelquefois un an après et se plaindre que la plaie

fait. L'on a très nettement cette sensation de résistance du
maxillaire. Nous conseillons dans certains cas, si l'on craint
que la dent se casse, de pousser plus loin le davier, de l'enfoncer davantage dans l'alvéole alors que la dent est déjà
un peu luxée.

n'est pas fermée ; un stylet et la radiographie aidant, on trouvera une esquille ; un débridement au cautère rouge sombre (pour éviter le sang si l'on n'a pas préalablement injecté de l'adrénaline) et l'on sera en face de l'esquille à enlever.

Si l'on a une hémorragie post-opératoire, ou si on la craint en raison des antécédents, de l'hémophilie du sujet, on doit comprimer l'alvéole et la gencive entre les doigts graissés d'huile, de vaseline, de beurre, ou d'un corps gras quelconque, jusqu'à ce que le caillot se soit formé ; si cela ne suffisait pas, on introduirait, au préalable, dans l'alvéole un morceau d'amadou ou un peu de coton hydrophile imbibé d'antipyrine en solution concentrée, d'adrénaline, ou d'une résine quelconque. Le perchlorure de fer peut être employé, mais le coton doit être exprimé, il ne faut jamais employer ce produit comme on le fait presque toujours, c'est-à-dire en grande quantité ; on peut aussi faire une cautérisation au galvano rouge sombre. La plupart du temps la compression digitale suffit, même si l'hémorragie est abondante, et comme cela se présente presque toujours, dure depuis quelques heures ; elle a lieu bien souvent, un jour ou deux après l'extraction au moment où le caillot se détache, ou la nuit suivante.

Avoir soin de retirer les doigts doucement vers le bord libre, *dans une direction convergente*, si on les écartait transversalement, comme ils sont agglutinés à la gencive, celle-ci s'écarterait de chaque côté et créerait ainsi une béance, qui provoquerait le décollement du caillot et, partant, une hémorragie nouvelle.

Les décollements de la gencive sont plus ennuyeux pour la réputation du praticien que graves pour le malade, si l'on a pris les précautions d'asepsie indiquées plus haut. La gencive se répare facilement ; si cependant il reste un lambeau flottant il faut l'enlever en le coupant avec des ciseaux.

Quelques malades prétendent qu'ils ont les dents barrées et que, chaque fois qu'il leur est arrivé d'en faire extraire une, l'opérateur leur a dit la même chose : on ne doit pas s'en préoccuper et opérer comme à l'ordinaire, bien des dents soi-disant barrées ont été qualifiées telles par l'opérateur pour excuser sa maladresse, et c'est peut-être ce qui a donné lieu au proverbe : Menteur comme un arracheur de dents.

Si la dent a vraiment une cloison osseuse inter-radiculaire, cela augmentera la difficulté et pourra même faire casser une des racines ; dans ce cas, celle qui a provoqué la périostite ne reste généralement pas, en raison de sa mobilité par gonflement du ligament. Heureusement, nombre de dents barrées sortent entières : la portion alvéolaire comprise entre les racines est d'ordinaire de consistance molle et cède sous l'effort, si l'on a bien enfoncé l'instrument, si l'on a fait une prise solide de la dent.

Quoi qu'il en soit, comme l'on n'y peut rien, on doit la vérité à son client, on lui fera faire des bains de bouche pendant quelque temps, et tout rentrera dans l'ordre, même si l'on a dû laisser un bout de racine ; un ou plusieurs mois après, on l'aura facilement, si ce temps a suffi pour qu'elle fasse son apparition au dehors.

Nous avons dit plus haut qu'une seule luxation suffisait ; chez certains sujets (races particulières) à maxillaire *condensé*, solide, résistant, à racines longues, solidement implantées, il faut par exception secouer la dent avec vigueur, et ce n'est qu'après des efforts inouïs qu'on parvient à la sortir.

Procédant par ordre, nous passerons maintenant à l'extraction des dents de lait.

Extraction des dents de lait.

Les daviers pour adultes, à une ou deux exceptions près, pourraient à la rigueur servir pour les dents de lait, surtout si les extractions doivent être faites dans des cas d'hétéropie, alors que les dents sont entières ; néanmoins, nous conseillons les instruments spéciaux dont nous allons parler, et dont l'arsenal n'est pas très dispendieux.

Un aide maintiendra solidement l'enfant sur une chaise ou sur ses genoux, selon l'âge, il lui enserrera les jambes dans les siennes entrecroisées, lui maintiendra les mains avec sa main gauche, la droite forçant la tête à rester appuyée contre sa poitrine. Si

l'enfant résiste trop, un deuxième aide peut devenir
utile pour maintenir les mains, le premier se conten-
tant de fixer la tête et pincer le nez au besoin. Le

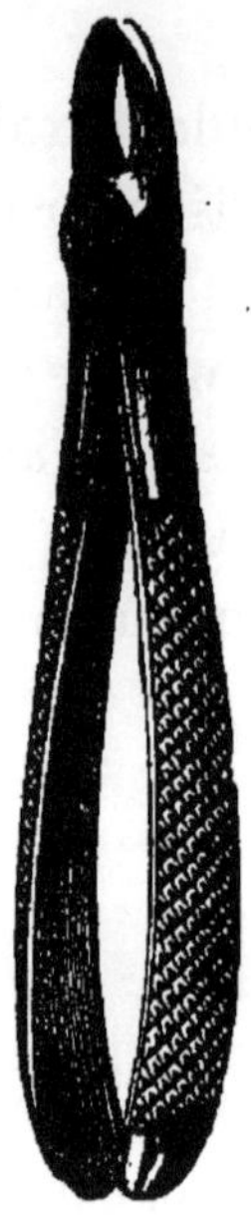

Fig. 28. — Davier
pour incisives et
canines de lait
supérieures. Le
même pour les
adultes mais plus
gros.

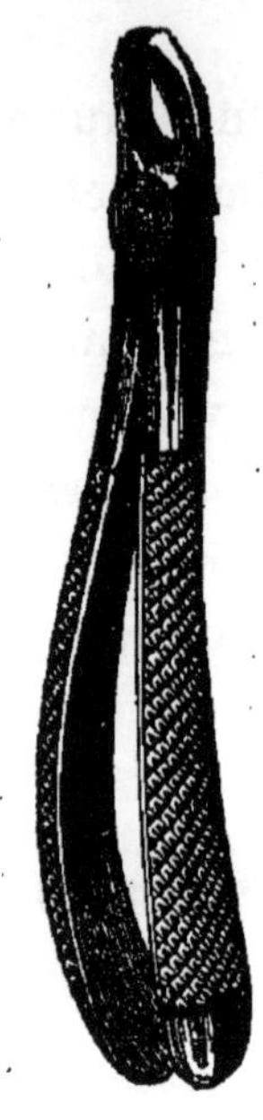

Fig. 29. — Davier
pour molaires
de lait supé-
rieures.

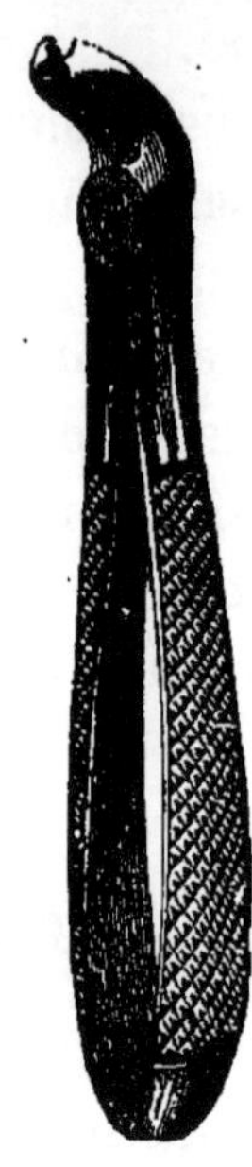

Fig. 30. — Davier
pour molaires
de lait infé-
rieures.

plus souvent, il est plus docile que l'adulte, à la condition cependant qu'il n'ait entendu ni crier ni pleu-
rer.

Un ouvre-bouche, ou un simple abaisse-langue,
est tenu de la main gauche, pour forcer l'arti-

culation temporo-maxillaire en cas de résistance, la main droite de l'opérateur restant libre pour le davier.

Les incisives du bas exigent un bec-de-faucon à bords mousses ; celui des adultes peut servir ; le même dont le bec fait un angle obtus avec le manche n'est pas indispensable. Si l'enfant est docile et n'oblige pas l'opérateur à employer l'abaisse-langue, on maintiendra de la main gauche le maxillaire inférieur, en écartant la lèvre (un doigt de métal peut être utile pour éviter les morsures) ; le davier saisi comme nous le disions à propos des adultes, on glissera les mors le long de la dent dans l'alvéole et on luxera légèrement au dehors, puis on tirera. Ne pas trop enfoncer l'instrument, car on a souvent à extraire une dent dont la racine est *rongée*, ostéite raréfiante par voisinage de la dent de remplacement ; on verra toujours un évidement, une cupule sous-coronaire, si toute la racine est résorbée, ce qui fait quelquefois croire aux débutants qu'ils ont cassé la dent.

Le même instrument servira pour les canines, mais on aura soin de faire un petit mouvement de rotation sur l'axe en soulevant ; la luxation est inutile. Les molaires inférieures ont deux racines : une antérieure, ou proximale, et une postérieure, ou distale ; elles peuvent être uniques ou bifides, cela n'offre aucune particularité pour l'extraction.

Le davier (fig. 3o et 31) tenu à pleine main, le pouce entre les branches, on insinuera les deux pointes sur

chaque côté de la couronne à la partie médiane du
collet, le pouce gauche appuyant sur la partie supérieure du mors pour faire pénétrer un peu, si besoin
est (os peu spongieux ne cédant pas facilement), on
luxera en dehors par un mouvement de rotation de la
main sur le poignet, et l'on tirera ; quelquefois une
luxation en dedans est utile, elle doit être même dans

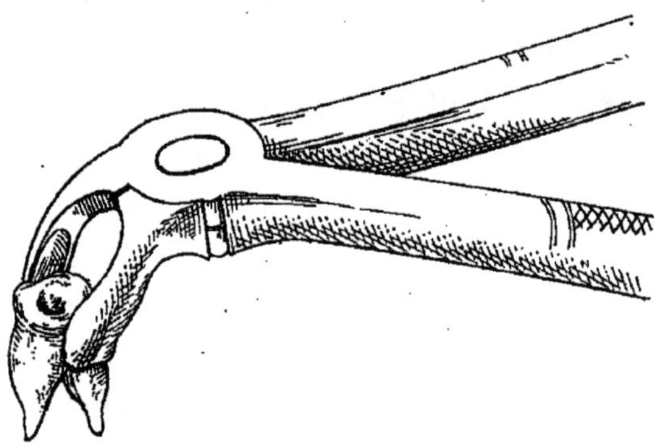

Fig. 31. — Extraction d'une molaire de lait du bas avec le
davier fig. 30 à petites pointes.

certains cas la seule à exercer, par exemple si la couronne est détruite en dedans (dans ce cas, le davier
glisserait, si on luxait en sens contraire), ou bien si
la dent a son axe dirigé du côté lingual ; il vaut mieux,
et, ceci dit pour toutes les dents en général, luxer
dans le sens de la courbure de la dent ou du maxillaire. Les incisives et canines du haut seront luxées
de la même façon ; l'instrument est en tout semblable
à celui employé pour les adultes, seulement plus
petit (fig. 28).

Les molaires du haut devraient théoriquement exiger, puisqu'elles ont trois racines, des daviers plus petits, il est vrai, mais en tout semblables à ceux des adultes; il est à remarquer cependant que les racines souvent plates ne peuvent être embrassées, comme chez l'adulte, par le mors.

Le davier spécial (fig. 29 et 32), semblable à ceux des grosses molaires, mais plus petit, dont le mors externe est mousse, est ici employé. Il suffit de bien embrasser la couronne, enfoncer légèrement et luxer une seule fois en dehors ou en dedans.

Si l'on casse une racine, ne pas aller (à moins que cela ne soit facile) à sa recherche avec des élévateurs ou des daviers spéciaux comme chez l'adulte,

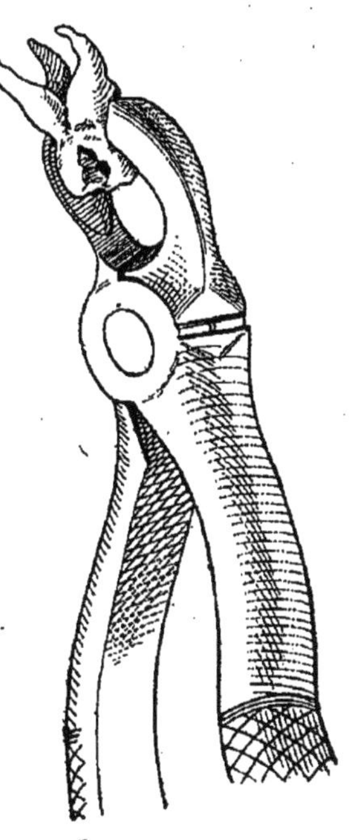

FIG. 32. — Extraction d'une molaire de lait du haut; les mors n'ont pas de pointe, davier fig. 29.

se souvenir qu'au-dessous existe la dent permanente, qui peut ne pas être complètement calcifiée et que l'on pourrait ébranler, déplacer ou détériorer.

Les incisives ou canines à l'état de racines exigent les mêmes instruments quand elles ne sont pas trop abîmées ; l'élévateur peut être utile, surtout si la racine fait saillie au dehors, dans le vestibule par exemple, et n'est plus maintenue que par un pont de gencive, comme cela arrive bien souvent. Les racines de molaires sont justiciables du pied-de-biche, en prenant les précautions ci-dessous indiquées pour la dent permanente.

Extraction des dents permanentes.

A. Maxillaire inférieur. — *Incisives*. — Première manière incommode : L'opérateur est un peu derrière le patient et maintient la tête dans son bras gauche (fig. 34 et 35).

Deuxième manière : Face au malade, le davier tenu à pleine main, le pouce droit entre les branches pour graduer, en quelque sorte, l'ouverture des mors, ces derniers sont enfoncés sous la gencive, dans l'alvéole, d'un seul mouvement ; les doigts de la main gauche embrassent le maxillaire, le pouce en l'air appuie sur la partie supérieure des mors afin d'aider l'enfoncement de l'instrument ; ceci fait, le pouce reprend la position qu'il vient de quitter momentanément, c'est-à-dire qu'il aide au maintien du maxillaire. Un mouvement de bascule, luxation en dehors, l'alvéole cède puis l'exérèse : tirer en dehors, ici en haut (le bouchon qui sort de la bouteille), et la dent doit sortir.

Si l'on voulait schématiser, on pourrait diviser cette opération en 3 temps : 1er temps, enfoncement du davier le plus loin possible au delà du collet; 2ᵉ temps, luxation, le plus souvent unique ; 3ᵉ temps, traction hors de l'alvéole.

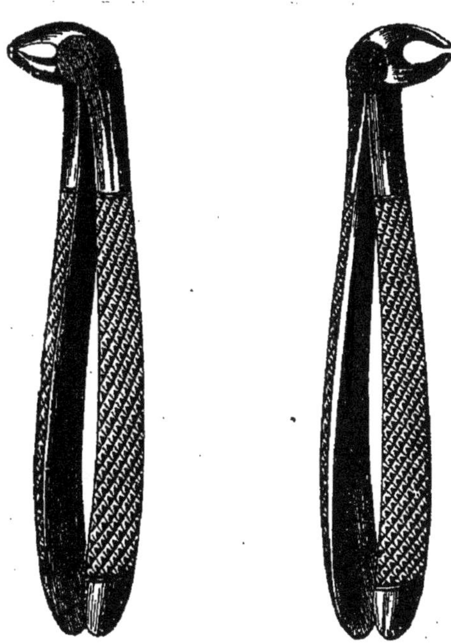

Fig. 33. — Daviers bec de faucon (sans pointes pour incisives, canines, prémolaires et racines inférieures), l'un à mors étroits fermant complètement pour racines étroites, l'autre à mors plus larges pour racines larges.

Les mêmes recommandations et les mêmes manœuvres sont utiles lorsque les dents ont perdu leur couronne; il est indispensable d'accentuer le premier temps, et pour peu que la racine soit évidée, c'est-à-dire à parois friables, on ne doit pas oublier qu'il faut surtout éviter de serrer le davier dans la main droite, mais le maintenir juste ce qu'il faut pour empêcher l'écartement des mors.

L'élévateur agissant sur le côté droit ou gauche,

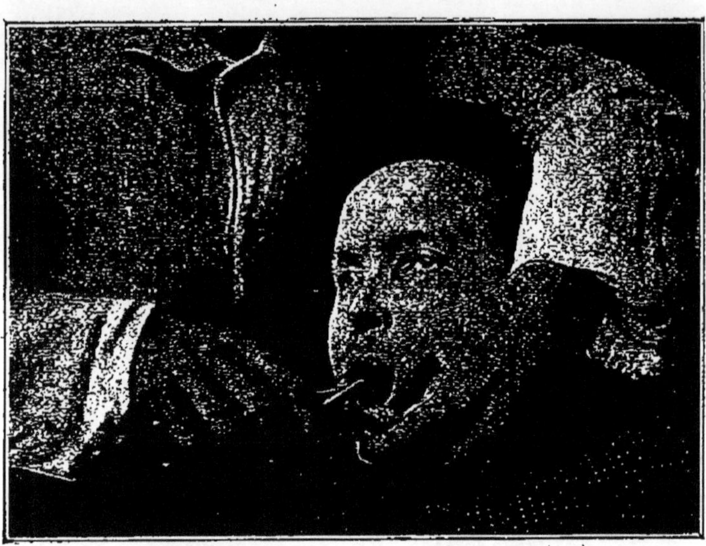

Fig. 34. — Cette malade stoïque a subi l'extraction des deux incisives et de la canine du bas à droite, dents saines, pour l'extirpation d'un épulis et la cautérisation profonde des alvéoles. C'est le premier temps de l'extraction. Le pouce droit, caché sur la photographie, est situé entre les branches du davier pour les ouvrir ou fermer selon besoin, pour graduer l'ouverture des mors. L'index gauche écarte la lèvre inférieure, le pouce gauche va appuyer sur la partie supérieure des mors pour aider à leur enfoncement dans l'alvéole, le maxillaire est maintenu par les trois autres doigts de la main gauche, le bras maintenant solidement la tête. Pour les extractions des mêmes dents à gauche, l'opérateur devra se placer face au malade.

c'est-à-dire prenant son point d'appui sur une des dents voisines, peut être employé ; nous lui préférons cependant le pied-de-biche, qui a l'avantage de ne pas

ébranler les dents voisines. L'*élévateur de côté* (fig. 36)
tenu à pleine main, l'index ou le pouce, selon l'habitude que l'on a, placé dessus, le pouce gauche aide
l'enfoncement ; ici, par contre, le manche de l'instru-

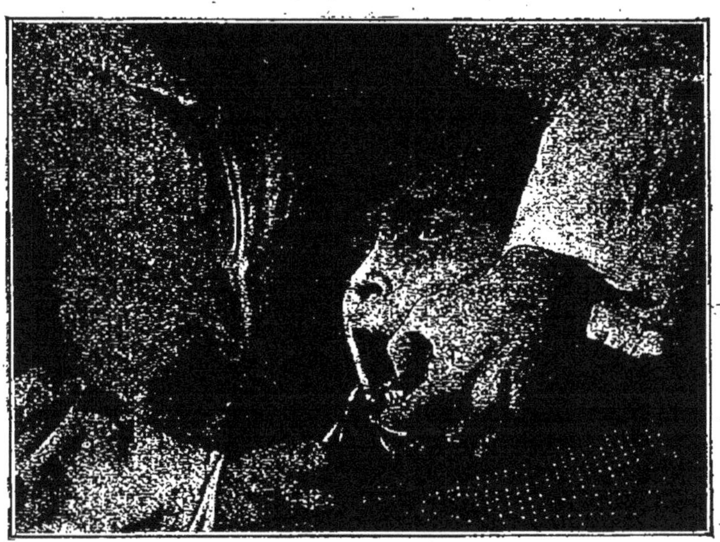

Fig. 35. — Deuxième temps. Luxation de la dent complète
par un seul mouvement en dehors, exagéré ici à dessein.
On voit que les doigts se replient en quelque sorte autour
du davier dans ce mouvement d'abaissement de la main
droite. Elle va se soulever vers le haut pour *sortir* la dent.

ment doit être tenu solidement dans la main ; un
mouvement de torsion sur le poignet dans l'un ou
l'autre sens, selon qu'on agit à droite ou à gauche
de la racine, et cette dernière sort de son alvéole plus
ou moins, si la luxation est incomplète ; l'ébran-
lement doit cependant être suffisant pour que le
davier à racines intervienne de façon sûre,

Le pied-de-biche doit être enfoncé le long de la face antérieure ou labiale de la racine, et le mouvement de bascule de poussée forte a lieu de dehors en dedans, de la partie antérieure à la partie postérieure, des lèvres vers le pharynx.

Les débutants ont l'habitude de se servir d'instruments à mors étroits; c'est quelquefois utile, mais de larges mors ne provoquent pas de douleurs plus aiguës (du reste, ceci importe peu depuis que les anesthésiques sont d'un emploi si facile et si sûr), ne font pas de désordres plus grands et embrassent mieux la racine. On ne doit pas oublier que les incisives du bas sont aplaties latéralement, c'est-

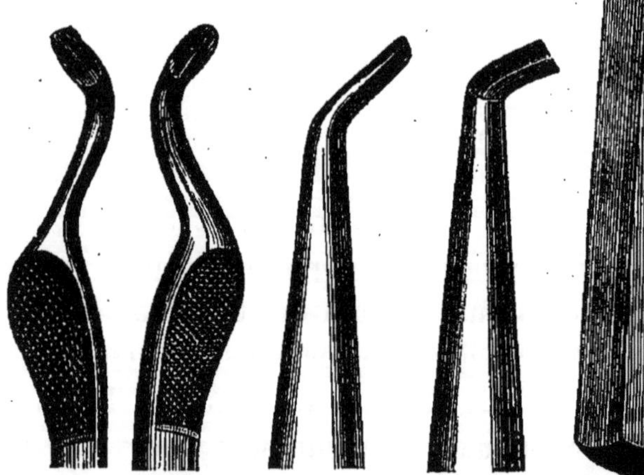

Fig. 36. — Élévateurs droit et gauche pour luxer racines.

à-dire que les faces latérales sont plus larges que les antérieures ou postérieures, ce qui rend impossible tout mouvement de rotation, tant pour l'extraction que pour la rotation brusque en vue d'un redressement.

Si la racine est trop abîmée et qu'une ou deux tentatives aient été infructueuses, on ne peut plus prétendre à descendre le davier entre l'alvéole et la racine, on doit dans ce cas, faisant contre mauvaise fortune bon cœur, descendre sous la muqueuse, en prenant l'os entre les mors du davier que l'on serrera fortement, la racine sortira tel un noyau de cerise pressé entre les doigts; ne pas s'inquiéter des désordres produits; tout ceci se réparera facilement si l'on n'a pas trop empiété sur les alvéoles voisins (choix de l'instrument).

Ne pas laisser d'esquilles, éponger et laver la plaie, puis recommander au malade de faire

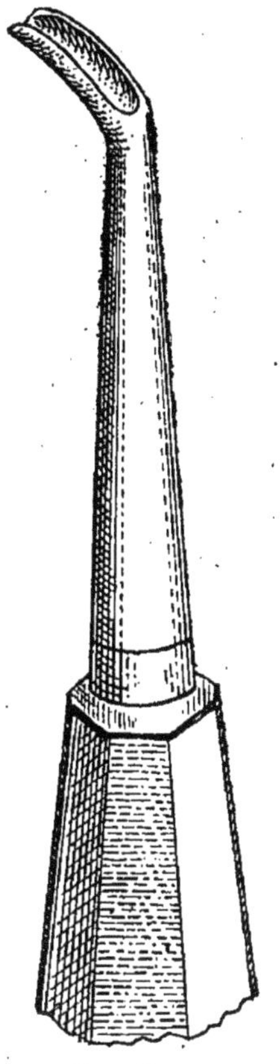

Fig. 37.
Pied-de-biche.

des bains de bouche pendant quelques jours, et tout rentrera bientôt dans l'ordre. Réserver cependant ce moyen brutal pour les cas exceptionnels où l'on aura la main forcée (intervention ne pouvant être différée) : portions de racines très enfoncées ou très évidées.

Quelques auteurs font une incision préalable de la gencive ; avec l'expérience on se dispensera de cette petite manœuvre ; on peut presque toujours la détacher du maxillaire dans le premier temps de l'extraction. On peut, dans quelques cas très rares, être astreint à fraiser l'alvéole périphériquement, de façon à mettre à nu une petite hauteur de racine, lorsque les élévateurs ne peuvent pas pénétrer. De même dans certains cas très rares il peut y avoir avantage à procéder, après un nettoyage succinct, à l'obturation au ciment de la racine très-creuse pour rendre plus facile son extraction (indications d'ordre général). Quelques élèves font tous leurs efforts en vain avec le pied-de-biche et n'arrivent pas à luxer la racine, car ils poussent le maxillaire et trouvent ainsi une grande résistance qu'il leur est impossible de vaincre.

Canines. — La même position, le même davier, les mêmes temps. Cependant, dans certains cas, l'extraction diffère de celle des incisives dans les 2ᵉ et 3ᵉ temps, qui sont moins distincts ; il faut, si la luxation n'a rien donné et quoique la racine soit aplatie, tirer non plus en luxant, mais en faisant pivoter la dent ou la racine sur son axe, de gauche à droite et *vice versa* (le plus souvent la racine est aplatie, mais à un léger degré).

Ne pas oublier, si le pied-de-biche doit intervenir, que l'on a affaire à une racine très longue, très solidement implantée, et que l'on aura plus de résistance,

partant plus de force à déployer. C'est ici le moment
de parler de la vis à racines; quoique cet instrument
soit surtout utilisé pour les racines du haut, il peut
servir pour la canine du bas, nous avouons ne l'employer que très rarement; mais quelques praticiens
l'emploient avec succès, souvent aussi sans résultat.

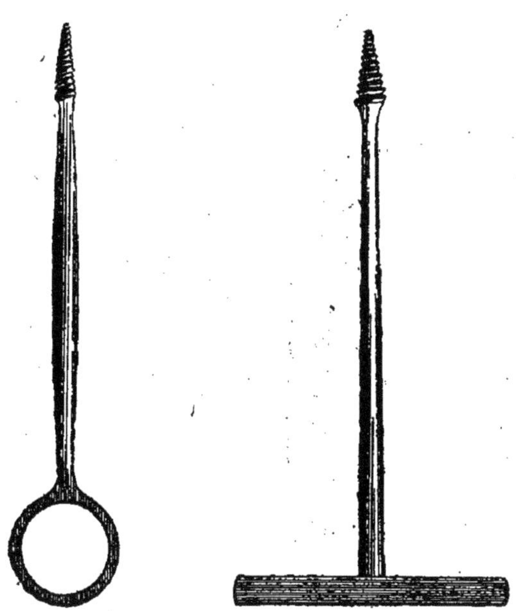

FIG. 38. — Vis à racines.

C'est une simple vis qu'on tourne dans la racine,
tel un tire-bouchon, et lorsqu'on sent qu'elle a bien
mordu, qu'elle est enfoncée assez profondément
dans un tissu résistant, par un mouvement de traction brusque dans le sens de l'axe de la dent et d'un
seul coup la racine vient ou ne vient pas. Si l'on a
un insuccès, il faut se méfier, car on a aggravé

les choses en diminuant la résistance et facilitant le broiement par les mors du davier : l'on peut être obligé d'utiliser le procédé du noyau de cerise, plus ennuyeux ici, car il faudra descendre très bas et la brèche produite sera plus grande.

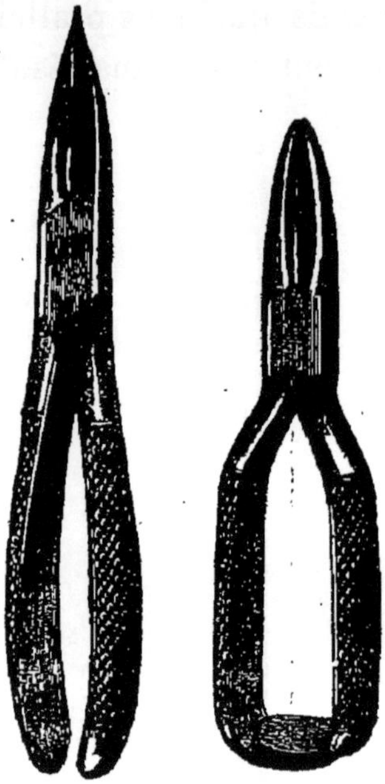

Il existe un davier basé sur les mêmes principes (fig. 39), mais plus rationnel puisqu'il a une vis fixée de façon spéciale entre ses mors, les dépassant de telle sorte que l'on visse cette partie médiane comme pour une vis ordinaire, et que, ceci fait, les mors indépendants peuvent être poussés comme ceux d'un davier ordinaire et procéder à l'extraction ; c'est donc la vis qui agit par traction, en même temps

FIG. 39. — Davier vis pour racines, celui de gauche est le plus usité.

que le davier, qui de plus maintient la racine périphériquement ; il n'y a pas de luxation dans ce cas.

Prémolaires. — Les prémolaires du bas sont à racine unique, aplatie latéralement.

Le procédé est donc le même que pour les incisives et canines. On doit avoir deux daviers : un à mors

larges, un deuxième à mors étroits, certaines prémolaires ayant leurs racines plus grosses les unes que
les autres; les mors doivent fermer leurs pointes, on
peut avoir à extraire un débris apical, qui nécessite
un instrument fermant presque complètement; la
même remarque s'applique aux dents antérieures,

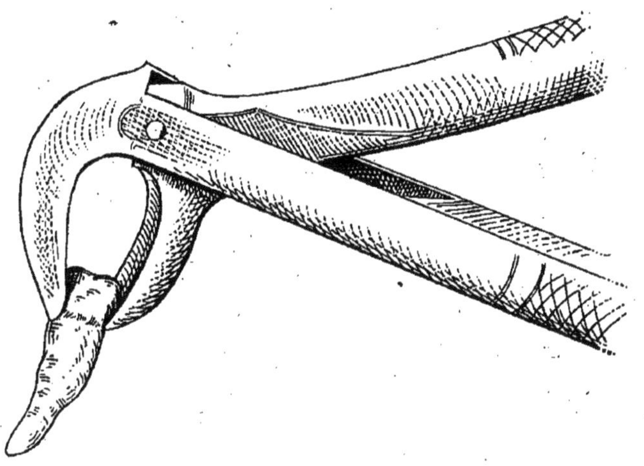

Fig. 40. — Extraction d'une prémolaire du bas. Bec-de-faucon
pour incisives, canines, prémolaires et toutes racines (maxillaire inférieur).

les prémolaires sont généralement des dents très
fragiles, celles que l'on casse le plus facilement, en
raison de la grosseur et de la forme de la couronne,
sillon quelquefois profond entre les tubercules
cariés de chaque côté de la couronne, etc. ; il
faudra donc enfoncer le plus possible, luxer au
minimum avec précaution; si cette luxation unique
en dehors ne suffisait pas à détacher la dent, on

en peut faire une deuxième en dedans, à arc moindre cependant.

1ʳᵉ et 2ᵉ grosses molaires. — L'instrument est à peu près le même comme forme : c'est un bec-de-

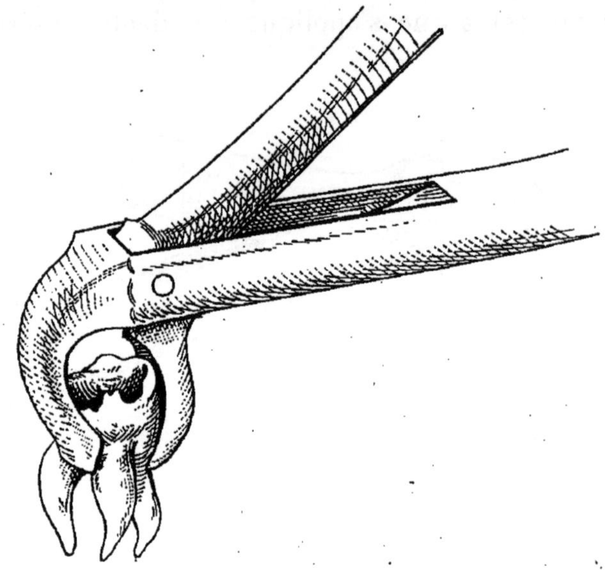

FIG. 41. — Bec de faucon (grosses molaires du bas). Extraction d'une première grosse molaire du bas à droite qui *par exception* avait deux racines postérieures bien distinctes. Les pointes de l'instrument descendent au-dessous du collet dans l'espace interradiculaire.

faucon, dont les bords libres de mors sont munis d'une pointe, qui a sa raison d'être puisque ces dents ont deux racines. Cette pointe aiguë facilitera le glissement du davier sous le collet, et chaque mors embrasse un peu les deux racines et la couronne (fig. 41 à 44).

Avec la main droite tenir le davier le pouce entre les branches, appuyer fortement le pouce gauche ; la résistance à vaincre est grande, surtout si les racines

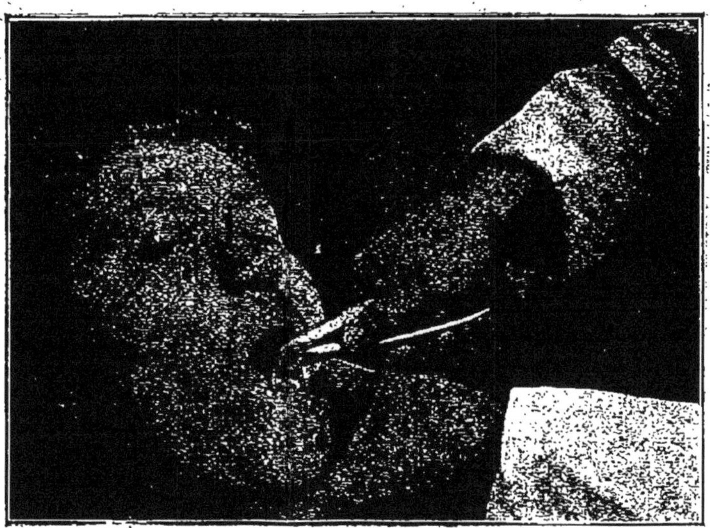

Fig. 42. — Bec-de-faucon. — Extraction d'une première grosse molaire de bas à gauche montrant la position du pouce droit (il était caché dans la photographie antérieure relative à l'incisive ; la manœuvre est la même, mais ici nous sommes devant le malade). La main gauche maintient le maxillaire solidement et le pousse de bas en haut (luxation impossible) en même temps qu'elle maintient la tête contre le fauteuil. Le pouce gauche va presser sur le sommet des mors pour faire descendre le davier le plus bas possible. 1er *temps : Prise de la dent.*

sont longues et le maxillaire dense, ce que l'on peut juger à première vue, d'après la grosseur des couronnes des autres dents, le souvenir du malade s'il a subi d'autres extractions, le palper digital quelquefois, etc., etc,

C'est surtout pour ces dents que les débutants oublient le 3ᵉ temps : ils les secouent de dedans en dehors et de dehors en dedans et allez donc, naturellement rien ne sort, on entend un craquement sinistre,

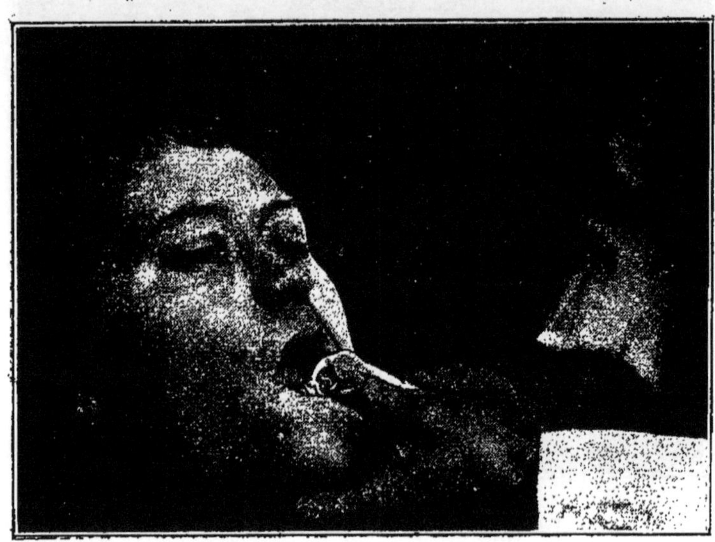

Fig. 43. — 2ᵉ *temps* : La même dent luxée en dehors, la main droite est très abaissée, la dent est même sortie de l'alvéole, ce qui montre en quelque sorte que le 3ᵉ *temps* (sortie de la dent) se confond avec la luxation de dedans en dehors, de bas en haut.

et la dent est cassée. Nous pensons, les voyant faire, qu'il faut vraiment que cet organe soit solide pour n'être pas fracturé plus souvent dans ces mains inexpérimentées.

Donc il faut luxer de dedans en dehors doucement, non brutalement, puis soulever main et davier de bas en haut : la dent, à quelques exceptions près, doit venir.

Plusieurs cas paraissant embarrassants de prime abord peuvent se présenter, mais l'habitude et un peu de jugement les résoudront facilement.

Si la couronne est penchée en dedans les racines ont une direction de haut en bas, de dedans en dehors ; le mouvement de luxation en dehors, difficile à exécuter, peut devenir impossible avec le bec-de-

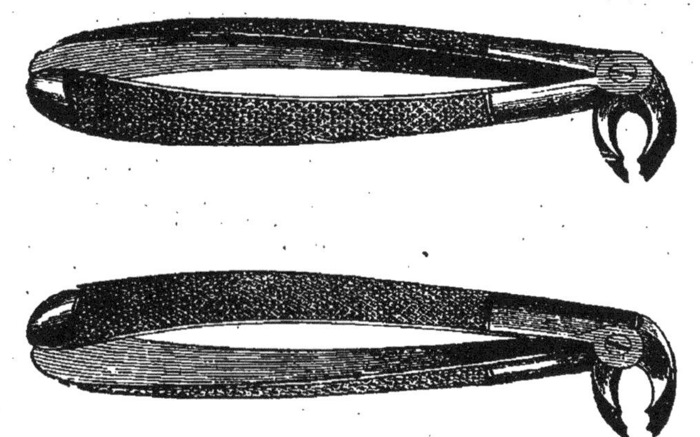

Fig. 44. — Bec-de-faucon à pointes pour grosses molaires du bas.

faucon ; de même, si la couronne est détruite à peu près complètement dans sa partie linguale, le mors lingual du davier va glisser pendant la luxation ; dans ces deux cas prendre de préférence le davier de forme indiquée pour les molaires d'enfants, plus gros bien entendu. Une luxation beaucoup plus pénible sera nécessaire, on aura moins de force avec cet instrument, car on agira avec le poignet dans un mouvement de rotation, tandis qu'avec le bec-de-

faucon tout le bras et même le poids du corps entrent
en jeu ; descendre le plus bas possible, essayer de
luxer une seule fois en dedans ou en dehors, en

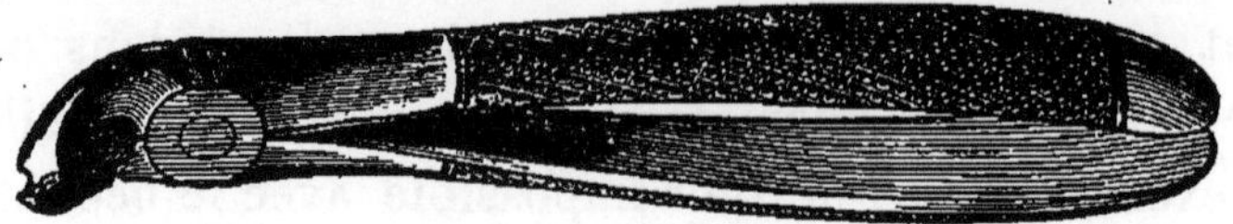

Fig. 45. — Davier à dents de sagesse et grosses molaires du
bas. Pareil à celui des molaires de lait du bas mais plus
gros.

tirant en haut fortement; si la dent ne vient pas,
on est contraint de faire plusieurs luxations dans les
deux sens. Si la couronne est très abîmée, il ne faut
pas trop compter sur le maintien des deux racines
par les mors du bec-de-faucon, car les pointes, péné-

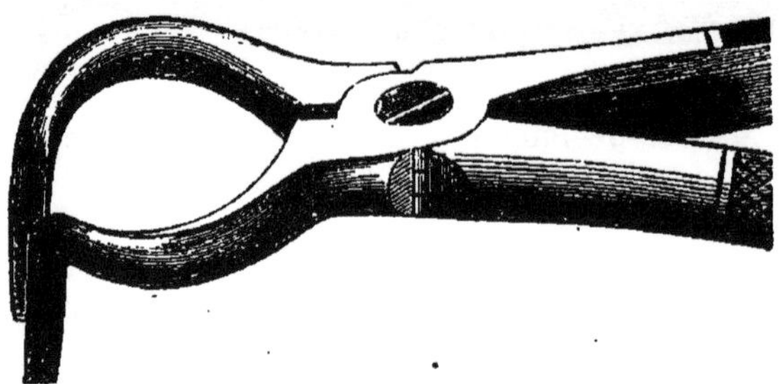

Fig. 46. — Davier de Ryding.

trant dans l'espace interradiculaire, peuvent broyer
le peu de couronne qui reste : un œil exercé recon-
naît de suite l'inutilité de cet instrument; on fait
alors comme si les racines étaient séparées, on
prend le davier à incisives ou à racines sans pointes

et on saisit la racine la plus résistante ; de cette façon
on aura peut-être la chance d'amener les deux ; il
faut toujours agir doucement pour que cette manœuvre puisse réussir ; dans le cas contraire, on n'aura
qu'à saisir la deuxième racine pareillement à la pre-

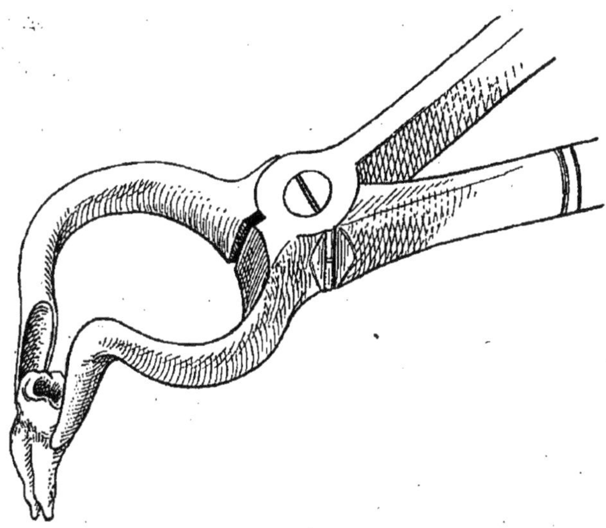

Fig. 47. — Racine-antérieure de 1re grosse molaire. — Davier
modèle Ryding permettant de voir la racine à extraire,
utile pour le fond de la bouche (maxillaire inférieur), sert
surtout pour les dents un peu branlantes ; dans les autres
cas a tendance à glisser, car on ne peut appuyer sur les
mors facilement.

mière, c'est-à-dire comme une racine de prémolaire
ou autre, et l'enlever par une seule luxation en dehors.
La luxation des prémolaires, en raison de leur fragi-
lité, doit être réduite à son minimum, avons-nous dit,
ici au contraire plus on luxera en dehors — jusqu'à une
certaine limite — plus facilement on enlèvera la racine.

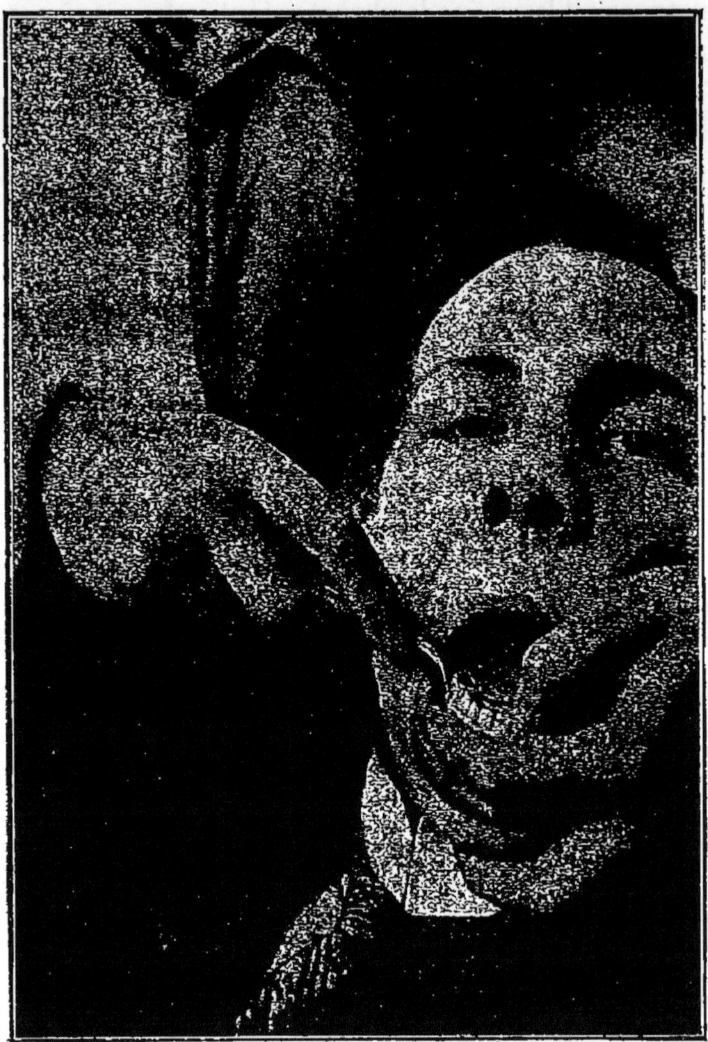

Fig. 48. — Luxation au pied-de-biche d'une grosse molaire
du bas à droite. Le bec glissé dans l'alvéole pousse la
dent du côté lingual, l'opérateur est placé derrière à droite,
la tête est maintenue dans le bras gauche et serrée sur
la poitrine. L'opérateur pourrait se placer à gauche, et
luxer de la même manière, l'instrument tenu à pleines
mains dans la même situation, la face gauche du malade
appuyée sur la poitrine de l'opérateur, on a plus de force
dans cette position.

Les racines des grosses molaires, comme celles de toutes les autres dents, sont justiciables des élévateurs ; nous n'insisterons pas, pour ne pas tomber dans des redites. Nous donnons bien souvent la préférence au davier, parce qu'il est moins brutal et provoque moins de douleur, réservant le pied-de-biche ou l'élévateur, qui demandent une très grande force, pour les cas où les racines sont en très mauvais état, complètement érodées et ne permettant pas le glissement des mors dans l'alvéole. Le davier à lunette de Ryding trouve ici son application.

Avec le pied-de-biche il faudra quelquefois achever le décollement de la dent d'avec la gencive, à l'aide de l'ongle d'un des doigts de la·main gauche (1).

Le docteur Chompret a signalé à la Société de stomatologie un petit procédé qui peut dans certains cas rendre des services, lorsqu'on a à extraire des racines de grosses molaires inférieures séparées ou à peine liées par un pont des plus ténus. Avec un élévateur droit, glissé obliquement de hau

(1) Lorsque les racines sont séparées, il peut y avoir intérêt à procéder de préférence à l'extraction de l'une plutôt que l'autre, soit que la prise soit plus facile et donne de l'aisance pour la deuxième, soit qu'elle soit plus difficile parce que, cachée sous la gencive, le champ opératoire sera encombré du sang produit par la première intervention, soit enfin qu'il y ait un abcès, et dans ce cas mieux vaut, en prévision d'incidents opératoires ou de mauvaise volonté du malade, commencer par supprimer celle qui est cause de l'infection, le cas n'étant pas rare où une seule des deux racines a un kyste, par exemple.

en bas et de dehors en dedans entre les racines, la pointe introduite au collet de la dent, à un centimètre de profondeur à peu près, on imprime des petits mouvements de rotation et l'une des racines, quelquefois les deux sont extraites ; on s'appuie donc sur l'une des racines de la dent à extraire et non sur les dents voisines ; on est sûr de cette façon de ne pas entamer le procès alvéolaire des dents latérales ; à la même séance, le docteur Rodier, qui avait déjà expérimenté le procédé avec succès, nous assura que la douleur était moindre qu'avec les élévateurs ordinaires (c'est compréhensible).

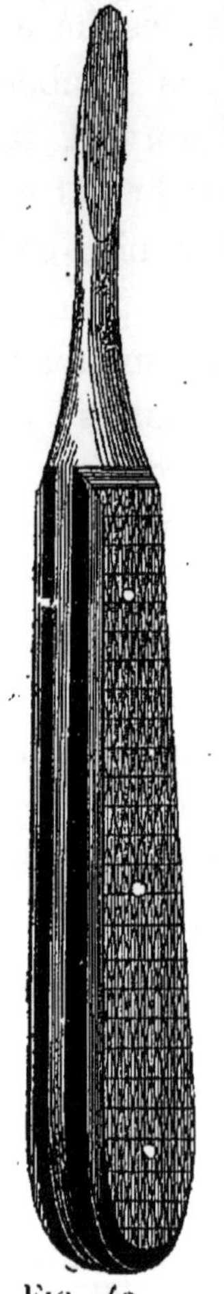

Fig. 49. — Elévateur droit dont le manche doit être en métal.

Le pied-de-biche, tenu de la main droite, agit de dehors en dedans, le maxillaire étant maintenu par la main gauche, mais il peut aussi être tenu solidement dans les deux mains appuyées l'une sur l'autre, la tête du malade, du côté opposé à l'intervention, appuyée sur la poitrine de l'opérateur ; on a ainsi une force et un point d'appui beaucoup plus grands ; ce procédé paraît brutal, mais il agit plus sûrement ; se méfier, car on peut avoir affaire à un sujet dont le maxillaire se luxe facilement, le résultat de cette intervention serait alors doublé d'un ennui déplorable et laisserait à l'opéré une médiocre opinion du chirurgien. Ce procédé, qui a du bon dans certains cas, est plus sûr pour le maxillaire supérieur.

Par le premier procédé, pour les incisives et canines, l'opérateur se place en avant du malade, avons-nous dit ; il en est de même pour les molaires de gauche ; la position diffère un peu pour celles de droite : l'opérateur se tient en arrière ; dans l'un et l'autre cas le maxillaire inférieur doit être solidement maintenu par la main gauche, le pouce en haut, sur la face triturante dentaire, les autres doigts dans la région inférieure, ainsi que le montre la photographie.

Dents de sagesse. — En raison de la variation du volume et de la situation de la couronne, de la position de ses racines, leur forme, leur direction et leur nombre, la dent de sagesse peut donner lieu à des complications redoutables et rendre son extraction très pénible, longue et difficile ; c'est ici le cas de dire qu'on fait comme l'on peut et souvent en se servant d'un instrument qui n'était pas destiné à cette dent. Le trismus très fréquent doit d'abord être vaincu, graduellement, lentement, avec l'ouvre-bouche, ou brusquement sous le chloroforme, pour permettre l'examen complet et l'introduction facile des instruments. Tantôt l'instrument ordinaire, le davier à grosses molaires, suffira (le bec-de-faucon est d'un emploi restreint, à moins d'avoir les spéciaux droit et gauche à mors déplacés sur le côté) ; tantôt le davier à racines sera utilisé en raison de sa courbure et de la petitesse de la couronne ; d'autres fois, la

langue-de-carpe dans des mains exercées rendra
le succès certain.

OUVRE-BOUCHE. — Le meilleur selon nous est celui
à manches verticaux dont on gradue l'ouverture
à l'aide d'un bouton curseur à vis ou bien celui
représenté ici. Un aide est quelquefois nécessaire
pour le maintenir. Le placer le plus antérieurement
possible, on agira ainsi au point le plus éloigné

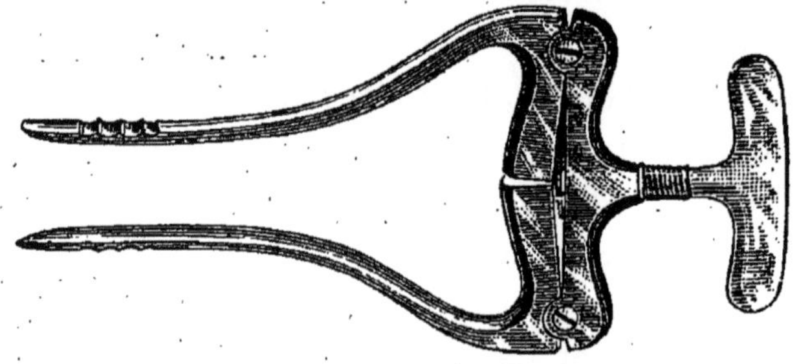

FIG. 5o. — Ouvre-bouche.

de la résistance et on aura plus de force ; il faut
aller très lentement, quelquefois même plusieurs
séances sont nécessaires pour arriver à vaincre la
résistance musculaire et permettre le passage des
instruments ; le terrain gagné doit être maintenu à
l'aide de vis ou de coins de bois servant aussi au
malade à accroître l'angle d'ouverture.

On essaiera divers daviers pour voir celui qui sera
le plus commode (grosses molaires, prémolaires, etc.).

LANGUE-DE-CARPE. — Cet instrument exige la présence de la dent antérieure. La poignée serrée dans la
main fermée, la tige passant entre deux doigts (l'index

et le médius, ou le médius et l'annulaire), on insinuera
l'extrémité libre le long de la joue et on introduira
de haut en bas et de dehors en dedans le bec dans l'interstice coronaire au collet, sous un angle de 45° environ, de manière à s'appuyer sur la molaire antérieure
et faire levier par petits coups ou rotations successifs
ou d'une seule fois, selon la difficulté que l'on aura à

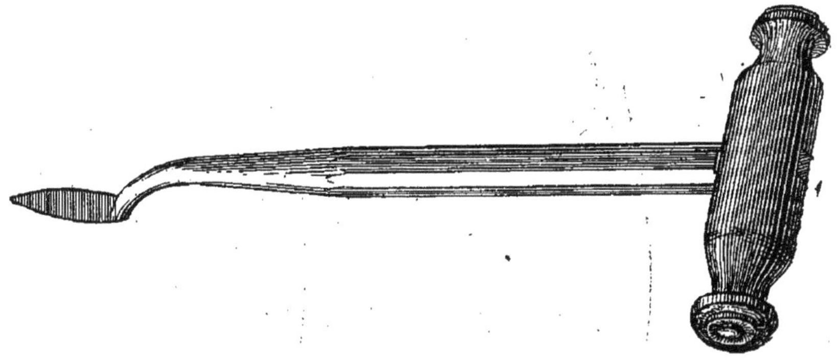

FIG. 51. — Langue-de-carpe La poignée doit être en métal
pour la stérilisation.

vaincre pour introduire la lame dans l'espace interdentaire ; prendre garde de ne pas glisser, car on
pourrait blesser la muqueuse qui recouvre la branche
montante du maxillaire, ou même perforer le pilier
antérieur du voile palatin.

La dent luxée, on la saisira avec le davier à racines
dont nous avons parlé, ou avec le davier à prémolaires courbe, ou, si la couronne est grosse, avec le
davier à grosses molaires ; mais celle-ci étant souvent
ronde pourrait échapper ; on aura donc la précaution
de la saisir au-dessous du collet, sur le cément ;

11

de cette façon le glissement des mors est impossible.

DAVIER A PINCES DE HOMARD. — La langue-de-carpe

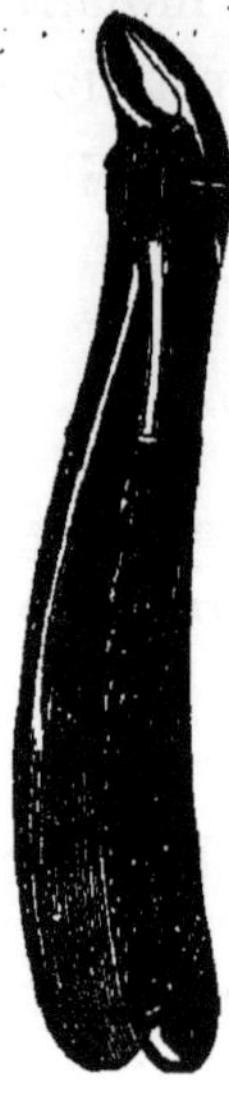

FIG. 52. —Pince-de-
homard à bords
coupants plats
pour luxation de
la dent de sagesse,
sert aussi pour sé-
parer les racines
des molaires supé-
rieures.

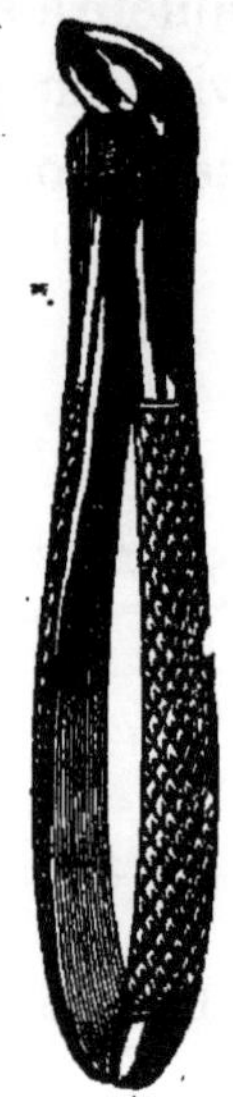

FIG. 53. — Pince
coupante pour sé-
parer les racines
des molaires infé-
rieures.

est d'une application souvent difficile dans l'espace
interdentaire ; le davier à grosses molaires glisse, ne
peut être bien placé, broie la dent si elle est décou-
ronnée, obstrue le champ opératoire ou bien demande
un trop grand effort ; il existe un instrument merveil-

leux et moins dangereux selon nous que la langue-de-
carpe et d'un effet à peu près sûr ; c'est la pince coupante (pince-de-homard, fig. 52) dont les mors à bords
coupants plats sont à peu près dans la direction des
branches, presque dans le prolongement de celle-ci. Il
en existe un autre (fig. 53) dont les mors sont perpen-

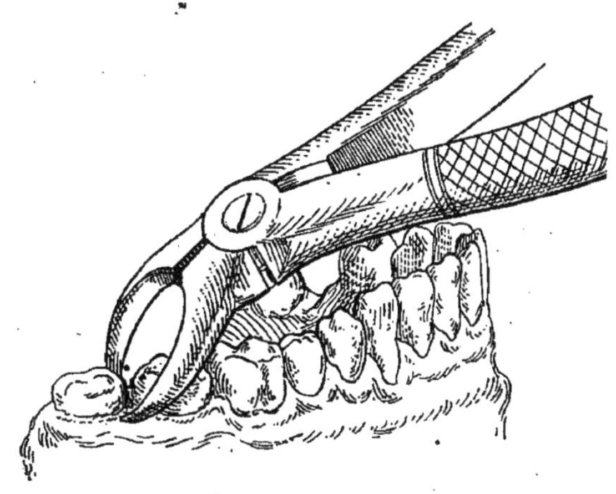

Fig. 54. — Position des mors de la pince-de-homard au premier temps pour la luxation d'une dent de sagesse du bas
à droite.

diculaires aux branches qui est une véritable pince
coupante et ne peut servir dans la bouche qu'à séparer les racines de molaires inférieures, il est inap-
plicable ici. Saisissant à pleine main l'instrument re-
dressé pointes en bas et presque vertical, le pouce
entre les branches pour graduer l'ouverture, on pla-
cera les pointes au collet, de chaque côté de l'espace
interdentaire (fig. 54 et 55) ; on fermera ensuite la pince

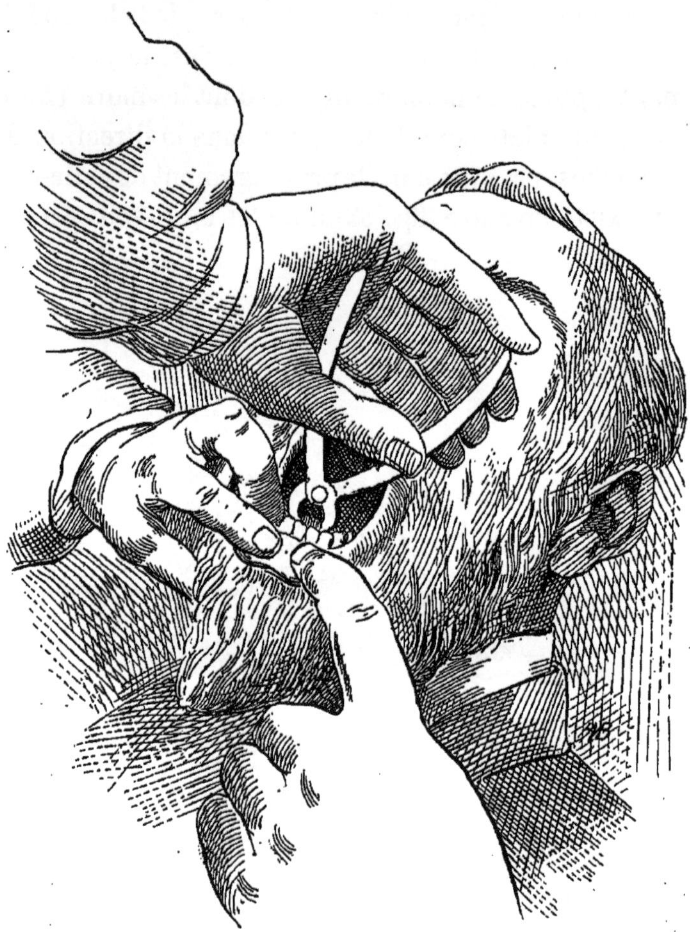

Fig. 55. — Luxation de la dent de sagesse du bas à droite
par la pince coupante (pince-de-homard). L'aide, inutile,
utilisé ici pour la clarté de la photographie, abaisse la moitié gauche de la lèvre inférieure. La pince verticale a ses
mors entre la deuxième grosse molaire et la dent de sagesse
(1er temps), elle va écarter la dent de sagesse en se serrant
et la basculer en même temps par un mouvement de haut
en bas de la main droite. Cette photographie montre bien
la position verticale de l'instrument.

de façon à ce que les mors se serrent dans cet espace, et comme ils ont une certaine épaisseur, ils éloignent la dent de sagesse, que rien ne retient en arrière ; *en*

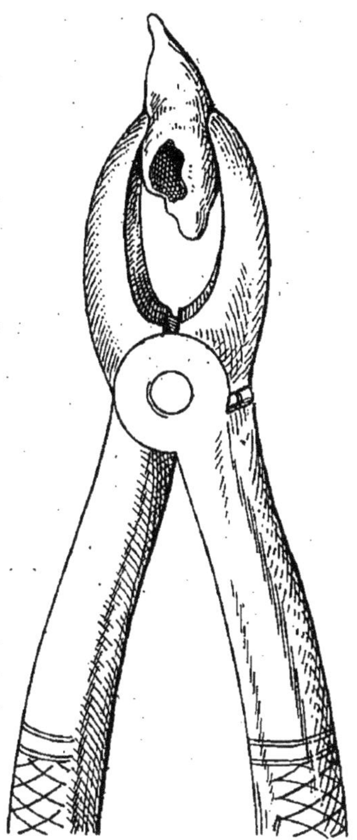

Fig. 56. — Davier pour incisives, canines et prémolaires supérieures. On voit que les mors descendent au-dessous du collet de la canine figurée ici.

même temps, on fera levier en abaissant la main droite et par suite le manche de l'instrument ; ces deux mouvements doivent être combinés, pour ainsi dire. La dent luxée est alors complètement hors de son alvéole, il ne reste plus qu'à la *cueillir* avec le davier qui paraîtra le plus commode.

Ces manœuvres doivent être faites très rapidement, brusquement, en trois temps, les deux premiers très rapprochés ; le malade surpris n'a pas le temps de s'apercevoir de la luxation, ce qui diminue ainsi son effroi et sa douleur.

1ᵉʳ TEMPS. — Introduction des pinces coupantes dans l'intervalle intercoronaire, les pointes au collet sans y toucher (fig. 54 et 55).

2ᵉ TEMPS. — Serrage des branches et, simultanément, luxation en faisant levier (on serre l'instrument dans la main, tout en abaissant cette dernière).

3ᵉ TEMPS. — *Cueillette* de la dent; c'est à dessein que nous employons ce mot, indiquant bien que la dent est séparée de ses attaches.

B. MAXILLAIRE SUPÉRIEUR. — *Incisives droites et gauches.* — Le davier droit, à bords plutôt larges, l'extrémité des branches appuyant sur la paume de la main, le pouce graduant l'ouverture, est enfoncé, toujours selon les mêmes principes, le plus haut possible (un mors antérieur ou labial, l'autre palatin), un mouvement accentué de luxation en dehors, une traction de haut en bas, et la dent est enlevée. Le même instrument sert pour les incisives centrales et latérales, droites ou gauches (fig. 56). L'opérateur se tiendra à droite du malade, un peu en arrière, la tête solidement maintenue dans le bras gauche.

Les racines sont enlevées de la même façon, et lorsqu'elles sont résorbées vers leur partie libre, le pro-

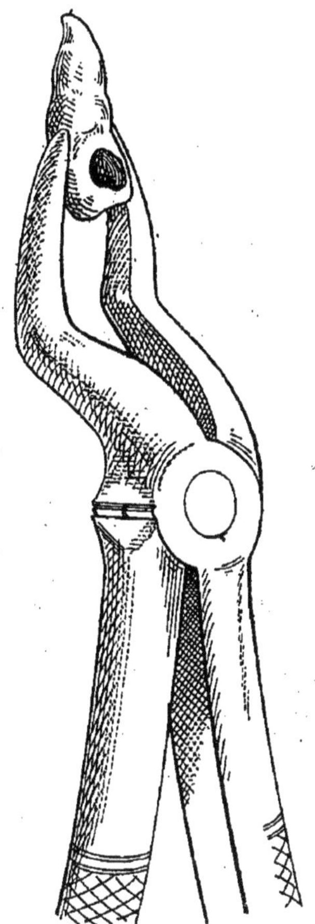

Fig. 57. — Extraction d'une racine de canine avec le davier baïonnette. Davier ayant moins de résistance, les mors sont faibles, surtout employé pour les racines de prémolaires ou de grosses molaires moins solidement implantées que les canines.

cédé du noyau de cerise et celui de la vis sont très justement indiqués.

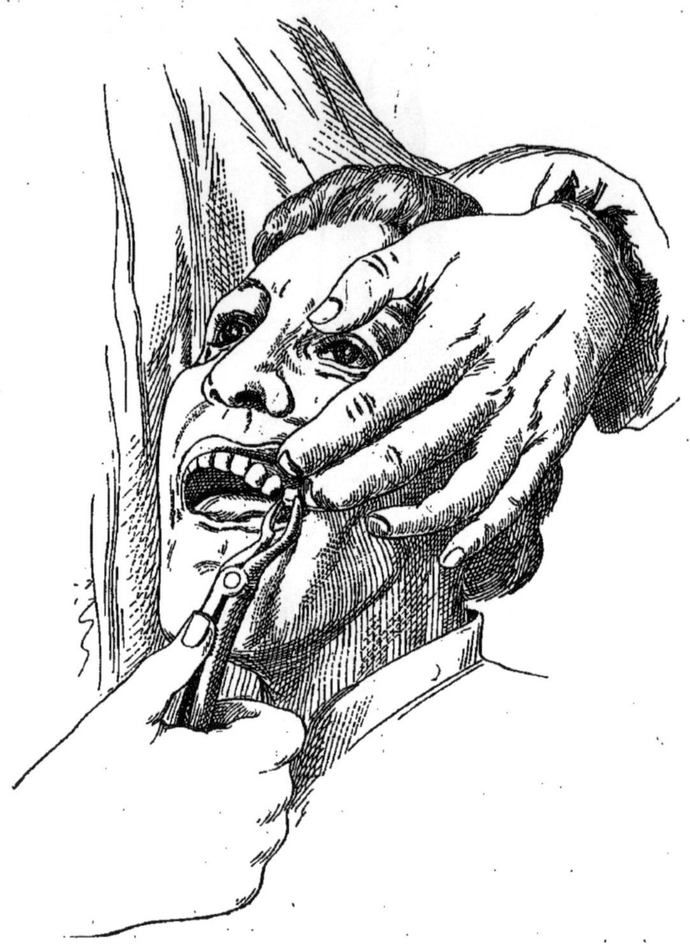

Fig. 58. — Davier baïonnette. — Extraction d'une racine de
prémolaire du haut à gauche (1er temps). Le dessin montre
la façon de maintenir la tête du patient dans le bras
gauche, les doigts écartant la lèvre supérieure, pour bien
mettre à découvert le champ opératoire ; l'opérateur est à
droite du malade en arrière. La main droite va glisser les
mors dans l'alvéole le plus profondément possible, le pouce
graduant l'ouverture.

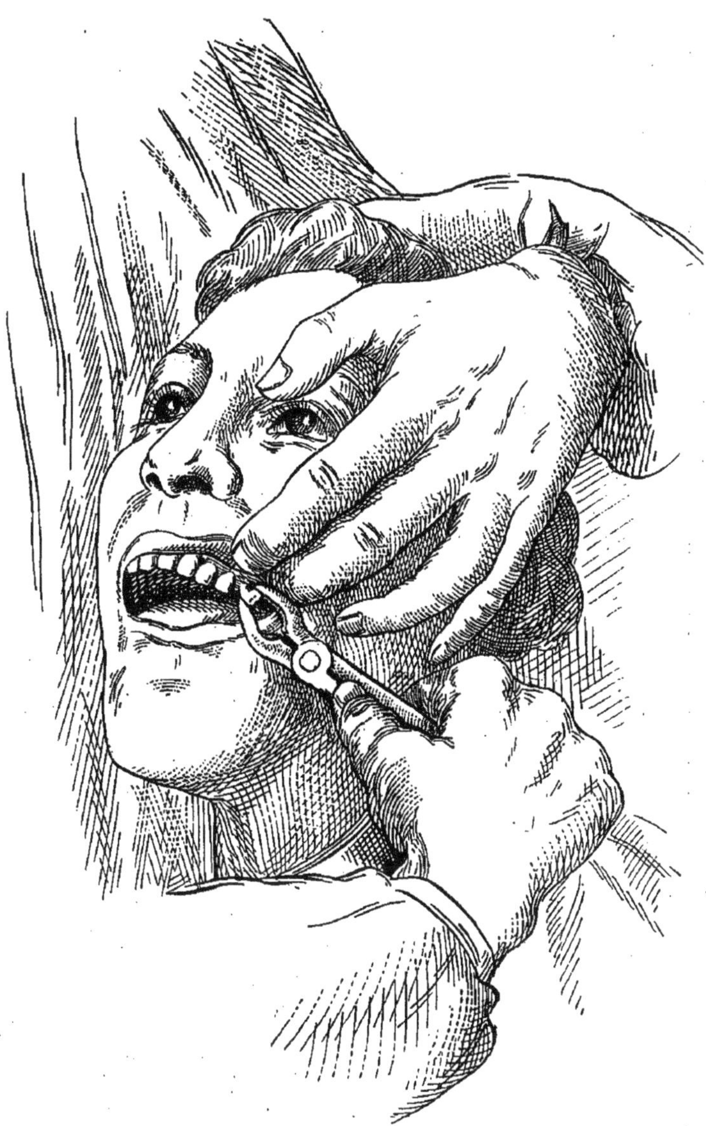

Fig. 59. — Davier baïonnette. — Extraction d'une racine de prémolaire (2ᵉ temps). La racine est luxée par un seul mouvement de dedans en dehors (exagéré ici volontairement), il n'y a plus qu'à la tirer en bas.

11.

Canines droite ou gauche. — Même davier, même luxation avec abandon de la luxation en avant, un mouvement de rotation sur l'axe suffit, la racine des canines étant un cône à peu près parfait. Lorsque les dents sont en hétéropie, en avant, surélèvent la lèvre et exigent leur suppression pour faciliter le redressement, ou lorsqu'elles sont pour ainsi dire en supplément dans l'arcade dentaire, les prémolaires occupant exactement leur place, le bord antérieur du maxillaire étant à cet endroit peu développé, le davier étant placé dans une position un peu oblique par rapport à celle qu'il occupe pour l'extraction ordinaire, le mouvement de rotation sur l'axe largement suffisant conserve cette paroi antérieure.

Prémolaires. — Les prémolaires supérieures sont luxées et extraites de la même façon que les incisives.

Les auteurs recommandent surtout pour la deuxième prémolaire d'employer un davier légèrement courbe ; c'est inutile, sinon nuisible, sauf exceptions rares (bouche trop petite), ce davier donnant une fausse direction dans la prise de la racine ; le davier droit est préférable, il suit plus exactement la direction rectiligne des racines ; on pourra aussi donner la préférence au davier baïonnette (si l'éloignement de la dent est trop grand), mais à mors larges (fig. 58 et 59). Nous recommandons de prendre des daviers à mors plutôt larges qu'étroits : on embrassera mieux la racine, et les chances de fracture ne sont pas plus grandes, si l'on suit à la lettre nos recommandations, en l'espèce, ne pas serrer la dent.

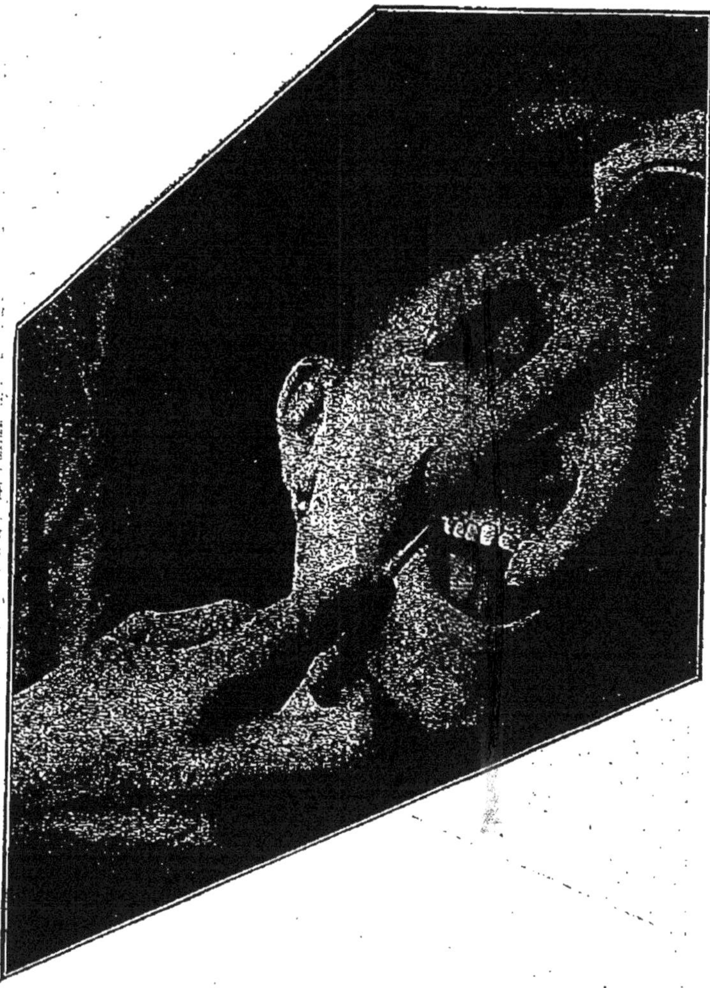

Fig. 60. — Luxation d'une racine de prémolaire du haut à droite avec l'élévateur droit. Le manche appuie sur la paume de la main, l'index et le pouce maintiennent et guident l'instrument dont le bec va être enfoncé dans l'alvéole correspondant (1ᵉʳ temps). La tête est maintenue dans le bras gauche et sur la poitrine de l'opérateur placé à droite du malade et en arrière.

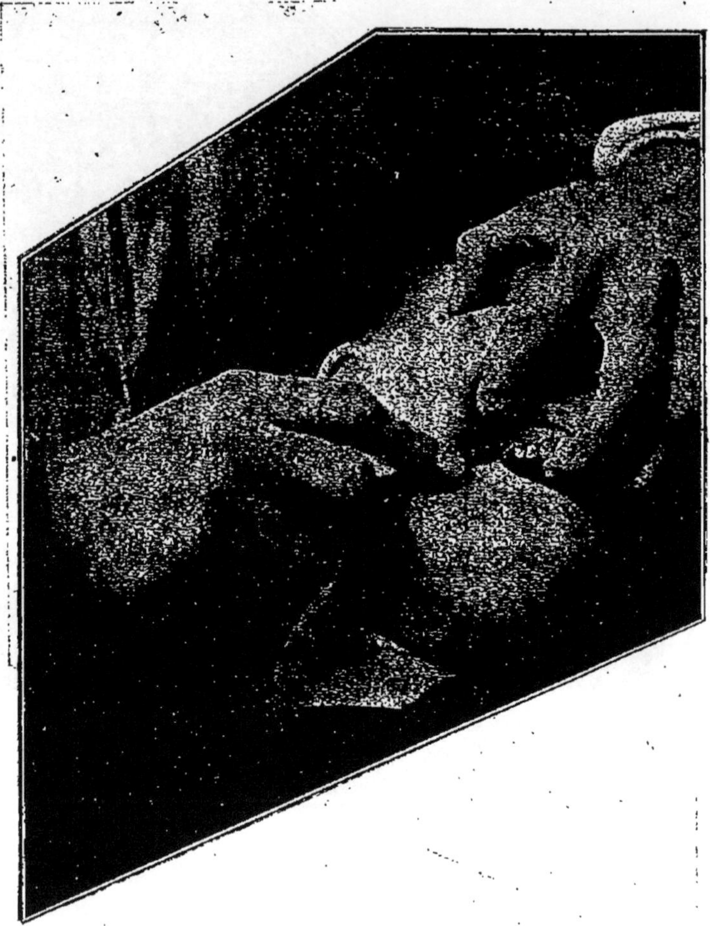

FIG. 61. — Luxation d'une racine de prémolaire de haut à droite (2ᵉ temps). La racine est basculée et sortie de son alvéole (elle peut être sortie complètement) par un mouvement de la main droite qui va en arrière et dans la direction de la tubérosité du maxillaire supérieur. Prendre garde au glissement du bec. Point d'appui du levier sur la dent postérieure. Si cette dernière est isolée en arrière, glisser l'index de la main gauche dans l'espace vide pour la maintenir pendant la luxation.

Il peut être utile, après une tentative infructueuse ou si la racine est creusée très profondément, de se servir d'un élévateur ; le même servira pour toutes les racines du haut : incisives, canines, prémolaires, molaires. Tenu à pleine main appuyé sur la paume (fig. 60 et 61, 62 et 63), l'élévateur droit est enfoncé dans l'alvéole de la dent à extraire et non dans l'alvéole voisin, le long de la face latérale de cette dent, à droite ou à gauche selon la place que laissera la dent voisine ; prenant point d'appui sur cette dernière ; on fera levier, on expulsera complètement la racine ; si l'on ne parvient qu'incomplètement à la luxer, le davier fera le reste, la racine étant mobilisée, on aura beaucoup plus de facilité pour mener à bien l'opération.

Dans le cas particulier de prémolaires, bien s'assurer, après avoir nettoyé la cavité, que l'on n'a qu'une racine ; si l'exploration à la sonde révèle deux canaux, on n'essayera pas d'enlever deux racines, palatine et jugale, avec le davier droit ; leur direction étant divergente, on ne parviendrait le plus souvent qu'à les broyer, la portion du maxillaire interradiculaire contrariant cette tentative. Si l'on ne peut introduire un des mors du davier entre les deux racines, on les luxera séparément à l'élévateur. De même, dans une tentative faite sans exploration minutieuse préalable, si l'on amène une racine étroite, ronde, mince, quelquefois courbe, au lieu d'une large plus ou moins aplatie, on doit se méfier, car il en existe probablement une seconde, que l'on doit rechercher après

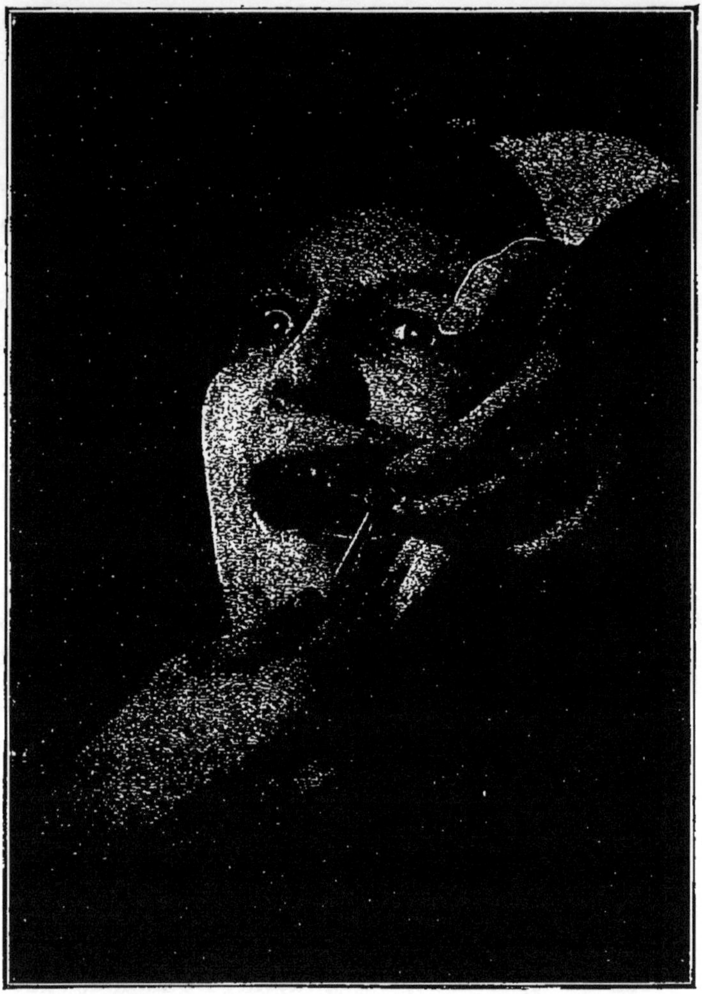

Fig. 62. — Luxation d'une prémolaire du haut à gauche (1er temps). Même position de l'opérateur par rapport au sujet et mêmes manœuvres de l'instrument. Remarquez dans ces deux photos la différence de position de la main droite.

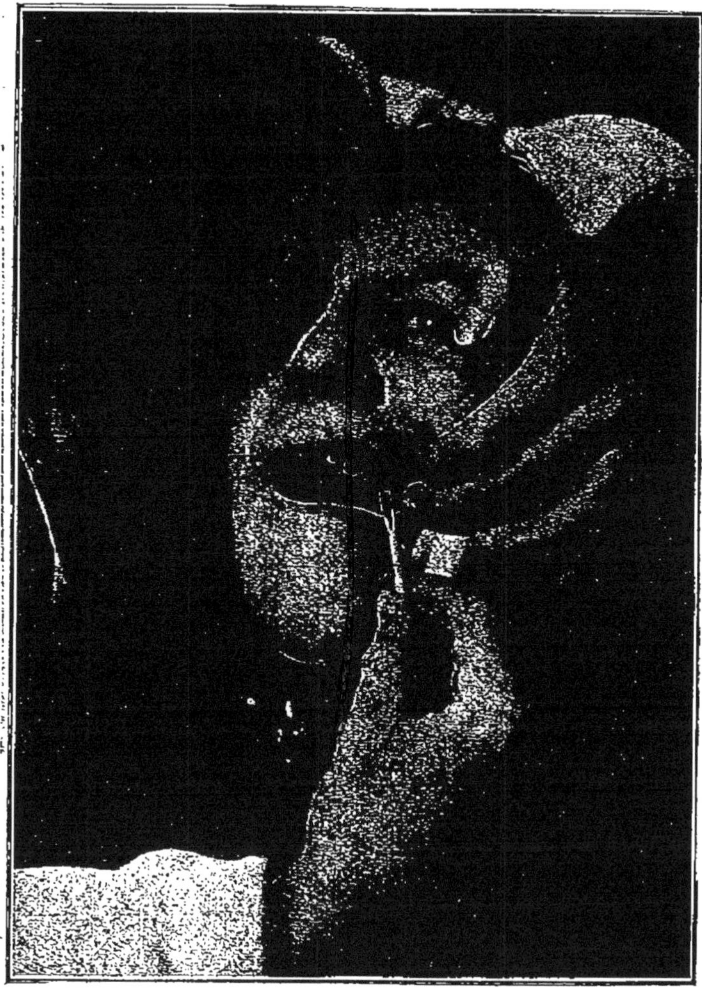

Fig. 63. — Luxation d'une prémolaire du haut à gauche (2ᵉ temps). Même position de l'opérateur que pour le côté droit, la main droite est portée en arrière pour la luxation de la racine en avant.

avoir épongé le champ opératoire et extraire ensuite.

Voici maintenant le procédé du pied-de-biche, dont nous avons parlé à propos du maxillaire inférieur

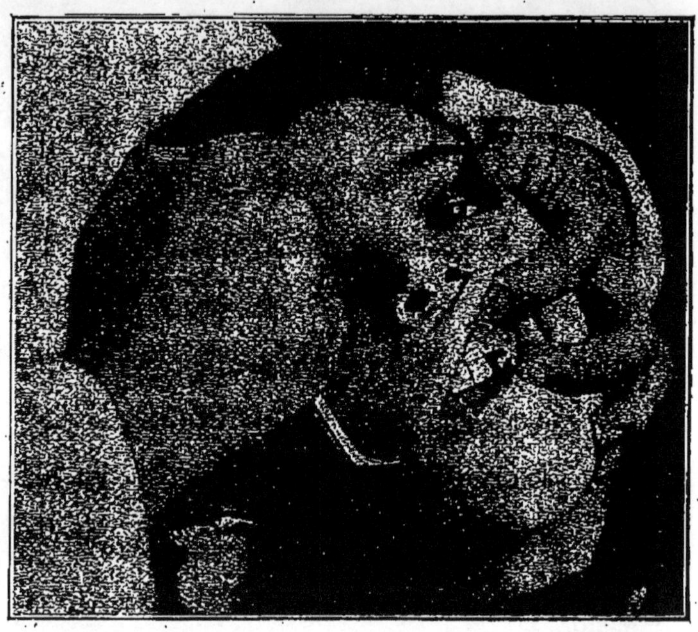

Fig. 64. — Pied-de-biche. Luxation d'une racine du haut, ici une petite incisive. La main gauche écarte la lèvre et la joue, la tête étant maintenue dans le bras gauche de l'opérateur. L'instrument est tenu poing fermé, la main gauche doit envelopper la main droite. Elle est ici placée autrement pour montrer le champ opératoire. La tête va être solidement appuyée sur la poitrine de l'opérateur, qui se place à droite du malade.

(fig. 64 et 65). Tenu solidement dans la main gauche fermée (supposons une racine de prémolaire gauche), la position de l'opérateur seule varie pour les prémolaires droites ou gauches (la luxation avec le davier se

fait toujours en dehors, au contraire avec ce procédé
toujours en dedans, à droite comme à gauche), la
main droite couvrant la première pour donner plus de
force, en agissant des deux bras ; la tête du malade,
du côté opposé à l'intervention, repose sur la poitrine

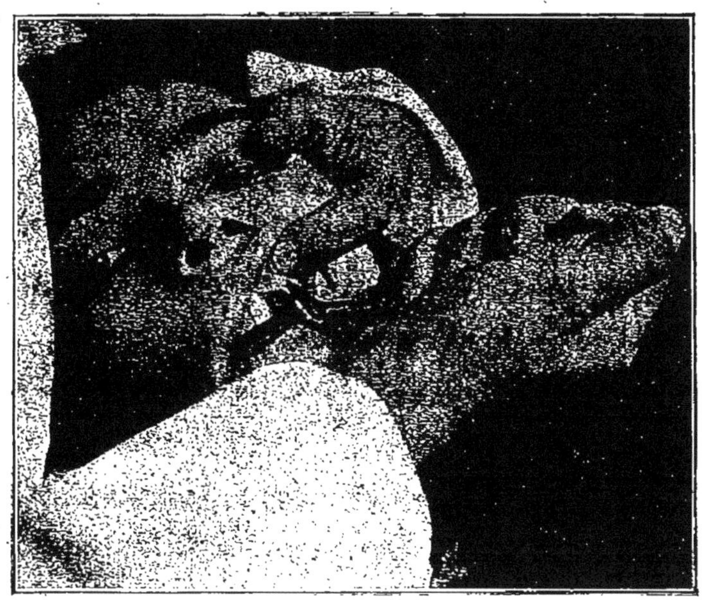

Fig. 65. — On va glisser le pied-de-biche sous la gencive
et dans l'alvéole et luxer la racine par une poussée horizontale de dehors en dedans vers le pharynx, la main
gauche va recouvrir la main droite, les deux bras de
l'opérateur réuniront leur force.

de l'opérateur ; la lame du pied-de-biche insinuée
sous la gencive dans l'alvéole pousse fortement la
racine du côté palatin ; on conçoit qu'on ait ainsi une
grande force, en même temps qu'un appui solide,
le bras poussant et la poitrine faisant résistance en

sens contraire ; le procédé est bon, mais échoue quelquefois quand il y a deux racines.

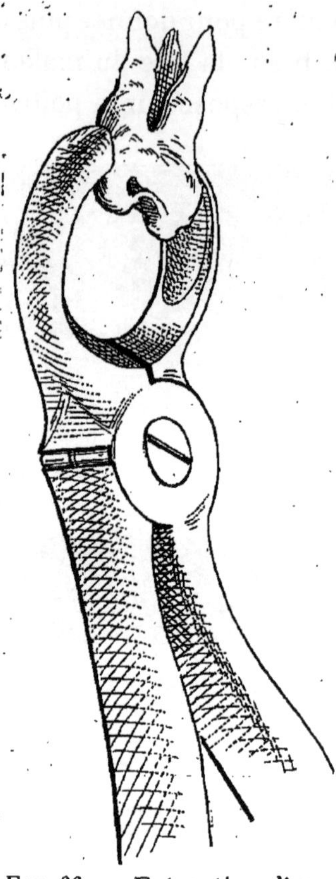

Fig. 66. — Extraction d'une molaire du haut à gauche. Le mors palatin (sans pointe) embrasse la racine interne.

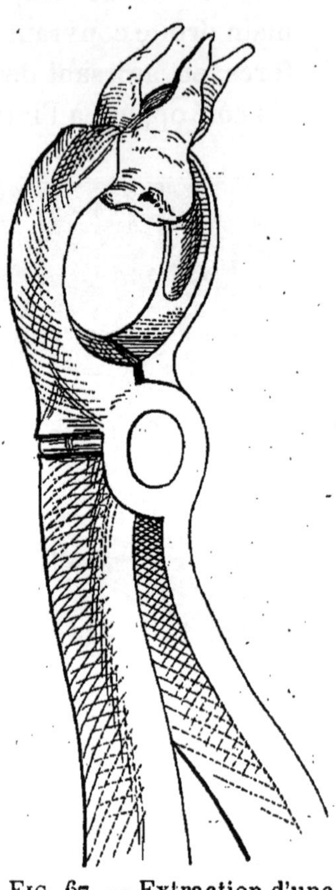

Fig. 67. — Extraction d'une molaire du haut à droite (2 racines externes), la pointe doit remonter *dans l'alvéole* le plus haut possible.

Grosses molaires. — A droite ou à gauche, les mêmes temps doivent être appliqués ; l'instrument diffère en ce sens que ces dents ayant deux racines externes et une interne le davier doit avoir du côté interne un mors uni, large, embrassant la racine, du côté externe, comme le bec-de-faucon pour les molaires

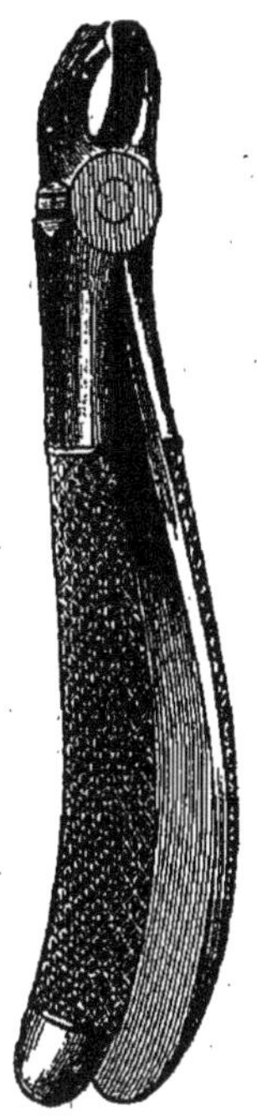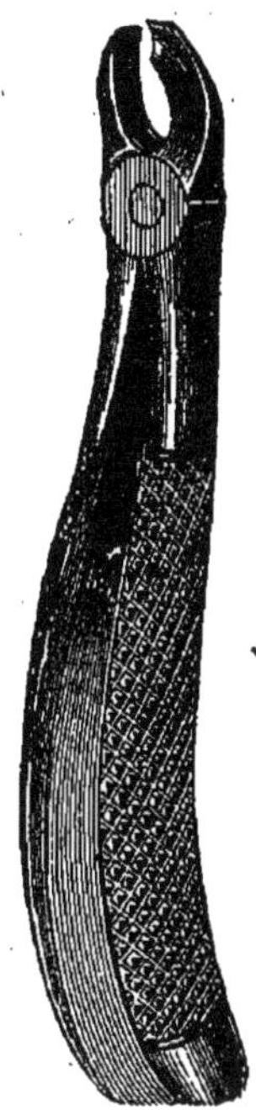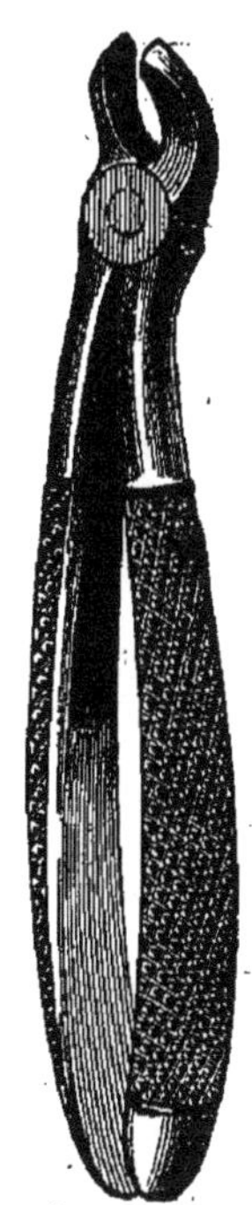

Fig. 68.

Davier à grosses molaires du haut à droite.

Davier à grosses molaires du haut à gauche.

Davier à dents de sagesse; les mors n'ont pas de pointes.

du bas, un mors à pointe facilitant la pénétration de ce mors sous le collet, dans l'espace interradiculaire.

Le davier pour côté droit (fig. 67) aura donc à sa gauche le mors à bec, et *vice versa* pour le côté gauche (fig. 66).

1er TEMPS. — Enfoncement du davier le plus haut possible. (Voir fig. 69.)

2e TEMPS. — Une luxation en dehors la plus grande

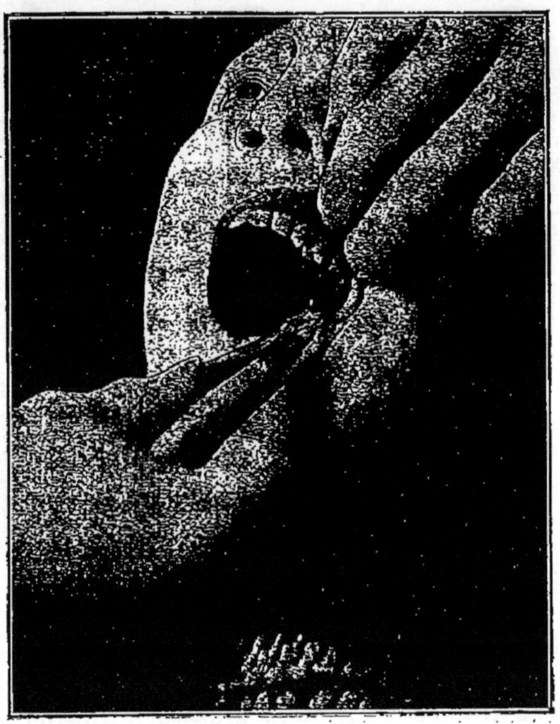

FIG. 69. — Extraction d'une grosse molaire du haut à gauche, la tête du patient appuyée sur la poitrine de l'opérateur ; la main gauche découvre le champ opératoire. Remarquer la position du pouce droit qui ouvre les branches du davier.

possible avec quelquefois une deuxième luxation en dedans.

3e TEMPS. — Traction en bas.

Nous recommanderons à nouveau, ici, de ne pas secouer la dent sept ou huit fois de dehors en dedans ou alternativement de dedans en dehors ; si la dent est tant soit peu fragile, elle cassera forcément. Point n'est besoin non plus de luxer brutalement, toutes les dents doivent être luxées par un mouvement doux, sans brusquerie ni brutalité.

Ici, comme pour les grosses molaires du bas, si la couronne fait à peu près défaut du côté palatin, on aura avantage à luxer en dedans, pour éviter le glissement du mors interne, plus facile ici puisqu'il n'a pas une pointe pour s'ancrer en quelque sorte, cependant les racines pouvant être courbes et un peu convergentes, le maxillaire résistant beaucoup plus vers le côté palatin que du côté externe, la luxation en dedans doit être réservée pour les cas vraiment rares où l'on ne peut agir en dehors, ou pour les cas très fréquents chez les enfants où l'ogivité du palais rend cette luxation en dedans plus rationnelle.

Lorsque la couronne est complètement, ou à peu près absente, certains opérateurs recommandent de séparer les racines avec une pince coupante : une pratique de timoré, ou disons plutôt un excès de prudence inutile ; on complique à tort l'extraction, l'on occasionne une douleur de plus. Le plus souvent la racine palatine, un peu éloignée des molaires voisines, permet sa luxation première avec l'élévateur droit, celle-ci luxée, le davier droit à racines si cela se peut, ou légèrement courbé, ou le davier à baïonnette permettront de saisir une des

deux racines externes, celle qui paraîtra la plus résistante, et pour peu qu'un fragment solide la réunisse

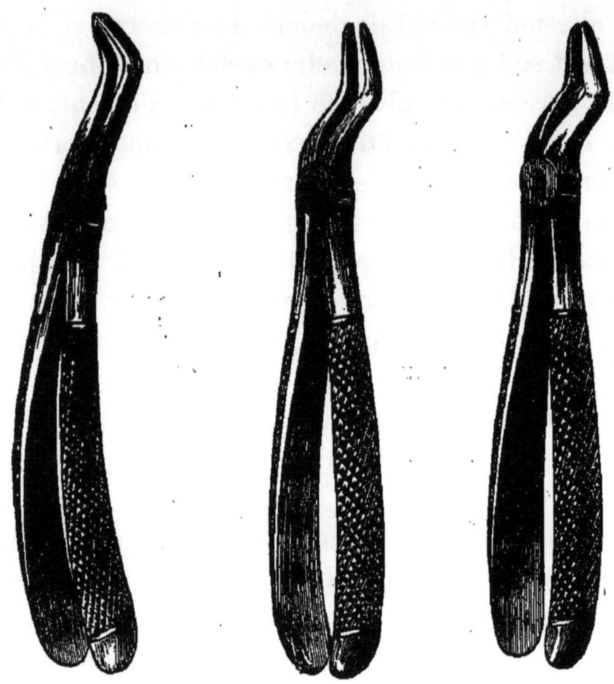

FIG. 70. — Daviers à racines, droits et courbes, pour prémolaires et molaires du haut.

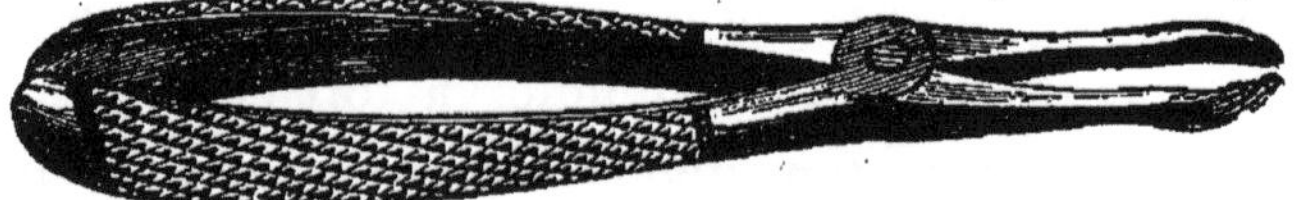

FIG. 71. — Davier baïonnette (même usage).

à l'autre on pourra les amener toutes deux ; on voit
donc qu'il est inutile et plutôt nuisible de les séparer. Dans quelques cas l'on doit essayer d'amener les

trois racines avec le davier comme si la couronne était à peu près intacte alors qu'un peu de dentine résistante réunit les trois racines.

Dents de sagesse. — La pince-de-homard, applicable dans certains cas plutôt rares, demande une très grande habileté et une luxation moins accentuée que pour le bas; le maxillaire supérieur ayant du tissu moins dense dans sa tubérosité que le maxillaire inférieur dans sa branche montante, une intervention maladroite ferait courir le risque de fracturer cette tubérosité; cet instrument n'est donc pas à conseiller pour le haut; du reste, l'extraction de cette dent est bien moins difficile que celle du bas, et ses accidents sont moins graves et beaucoup plus rares; l'application de la pince serait aussi plus difficile, la couronne de cette dent étant souvent dans un plan inférieur à celui de la deuxième grosse molaire, les racines n'étant jamais dans la même disposition que les précédentes, un davier, spécial aux dents de sagesse du haut à mors courbes mais sans pointes, est utilisé. Quelquefois, surtout quand il y a de l'arthrite, l'application seule du davier chasse la dent comme un noyau de cerise; le plus souvent, une luxation en dehors ou en dedans selon sa position suffit. Si ce davier glisse on peut être contraint d'employer le davier ordinaire à pointe externe.

Elle peut être placée dans la joue et rendre la luxation en dehors impossible, ou inversement, avoir une direction de bas en haut, de dedans en dehors, et rendre obligatoire la luxation en dedans.

Une application de langue-de-carpe ou d'élévateur
peut aussi être utile, mais il faut être prudent en
raison de la présence de la tubérosité.

Cette dent étant sujette à des variations de forme
et de position très grandes, on concevra que nous

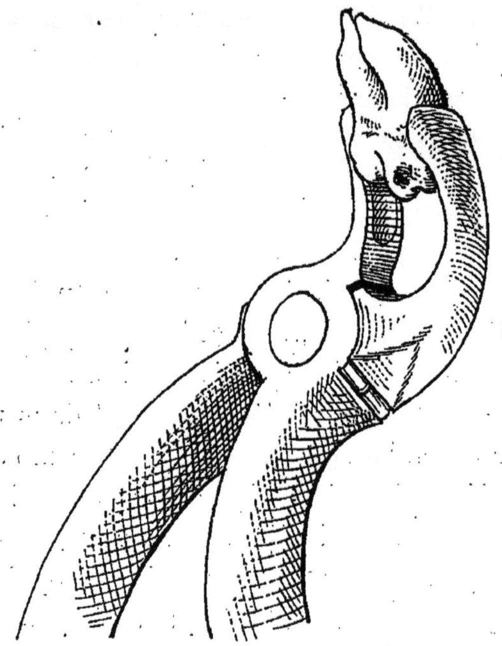

FIG. 72. — Davier à dents de sagesse du haut, mors
sans pointes, courbure prononcée.

ne puissions envisager chaque cas particulier. La
difficulté s'accroît encore lorsqu'il ne reste plus
que les racines, qu'un examen lent et approfondi
fait seul apercevoir. On conseille dans certains écrits
d'enlever la dent antérieure pour arriver à extraire
la dent de sagesse; nous trouvons ce procédé plutôt

barbare, il doit être réservé pour le cas où la dent, provoquant des douleurs intolérables avant son éruption, doit être enlevée dans le maxillaire même, alors que tous les traitements antiphlogistiques ou antiseptiques, ce qui est la même chose, ont échoué; du moment en effet où la couronne est appréciable à l'œil nu, un débridement et une intervention habile doivent venir à bout de toute difficulté.

Nous avouons, pour notre part, n'avoir jamais eu recours à pareille manœuvre quoique ayant eu devant nos yeux un assez grand nombre d'extractions difficiles de dents de sagesse. L'extraction de la deuxième grosse molaire peut sembler utile dans quelques cas très rares (nous n'en avons vu que deux) alors qu'après quelques alertes d'accidents de dents de sagesse une dernière crise se termine par un abcès collecté au rebord gingival, au voisinage du collet de la deuxième grosse molaire; cette dernière, cariée ou non, peut faire croire qu'elle est en cause alors qu'elle a de l'arthrite de voisinage ; il faut ici se méfier, bien poser son diagnostic et ne pas procéder à l'extraction de la dent de douze ans.

Clé de Garengeot. — Cet instrument, détrôné de plus en plus par les daviers spéciaux, plus commodes, moins brutaux ; exposant moins aux fractures de l'alvéole ou à la contusion des gencives, fait encore partie de l'arsenal chirurgical de certains opérateurs et, dans certaines garnisons, représente à lui seul tout l'outillage dentaire.

Il se compose d'une tige d'acier de 10 à 12 centi-

mètres terminée à l'une des extrémités par un manche
perpendiculaire, le plus souvent en bois (?) ; à
l'autre bout est un panneton plat et arrondi, sur

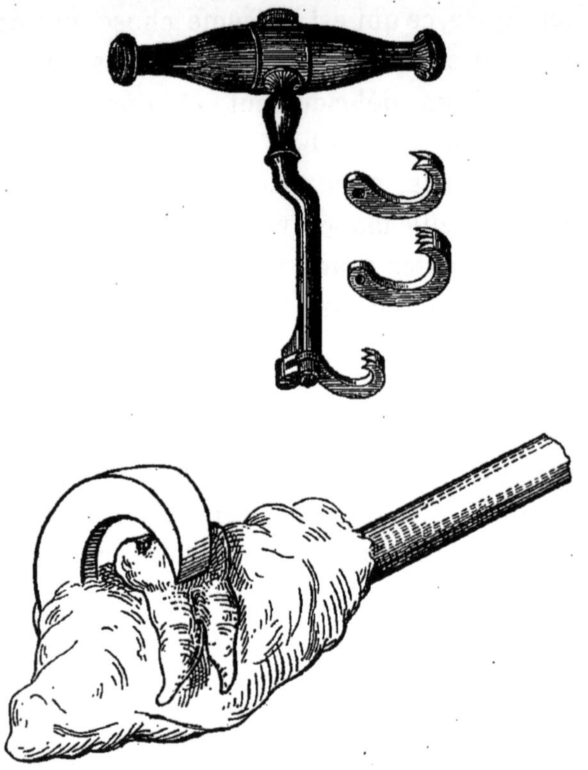

FIG. 73. — Extraction d'une grosse molaire du bas à droite
avec la clé de Garengeot. Panneton entouré de linge. Position du bec du crochet sur la couronne.

lequel s'adaptent des crochets de différentes dimensions selon la dent à extraire.

On entoure le panneton d'une lanière de linge ou
d'une portion de bande à pansement pour amortir

son effet contusionant sur la muqueuse gingivo-linguale. Le panneton placé du côté interne, le crochet est appliqué sur la partie externe de la dent et par un mouvement de bascule de dehors en dedans, la dent est luxée ou même arrachée complètement. C'est l'instrument le plus connu du médecin de campagne ; nous n'insisterons pas davantage, certains confrères le manient très habilement.

TABLE DES MATIÈRES

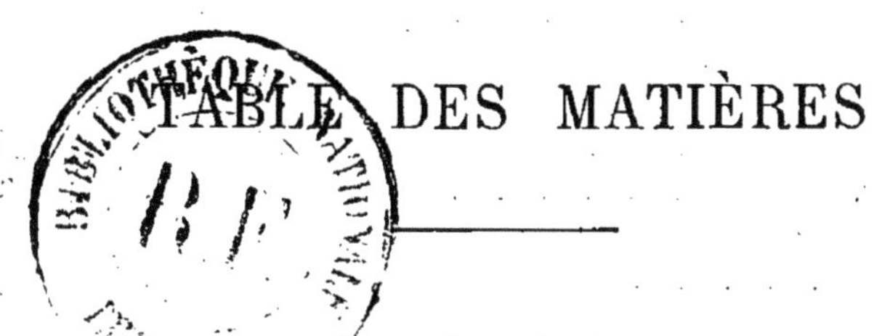

19-11-04. — Tours, imp. E. Arrault et Cⁱᵉ.